Алла Лещенко
Людмила Фёдоровна Гуляева

Исследование экспрессии ER, PgR, STS, SULT и PTEN при миоме матки

AF153286

Алла Лещенко
Людмила Фёдоровна Гуляева

Исследование экспрессии ER, PgR, STS, SULT и PTEN при миоме матки

LAP LAMBERT Academic Publishing

Impressum / Выходные данные

Bibliografische Information der Deutschen Nationalbibliothek: Die Deutsche Nationalbibliothek verzeichnet diese Publikation in der Deutschen Nationalbibliografie; detaillierte bibliografische Daten sind im Internet über http://dnb.d-nb.de abrufbar.
Alle in diesem Buch genannten Marken und Produktnamen unterliegen warenzeichen-, marken- oder patentrechtlichem Schutz bzw. sind Warenzeichen oder eingetragene Warenzeichen der jeweiligen Inhaber. Die Wiedergabe von Marken, Produktnamen, Gebrauchsnamen, Handelsnamen, Warenbezeichnungen u.s.w. in diesem Werk berechtigt auch ohne besondere Kennzeichnung nicht zu der Annahme, dass solche Namen im Sinne der Warenzeichen- und Markenschutzgesetzgebung als frei zu betrachten wären und daher von jedermann benutzt werden dürften.

Библиографическая информация, изданная Немецкой Национальной Библиотекой. Немецкая Национальная Библиотека включает данную публикацию в Немецкий Книжный Каталог; с подробными библиографическими данными можно ознакомиться в Интернете по адресу http://dnb.d-nb.de.
Любые названия марок и брендов, упомянутые в этой книге, принадлежат торговой марке, бренду или запатентованы и являются брендами соответствующих правообладателей. Использование названий брендов, названий товаров, торговых марок, описаний товаров, общих имён, и т.д. даже без точного упоминания в этой работе не является основанием того, что данные названия можно считать незарегистрированными под каким-либо брендом и не защищены законом о брендах и их можно использовать всем без ограничений.

Coverbild / Изображение на обложке предоставлено: www.ingimage.com

Verlag / Издатель:
LAP LAMBERT Academic Publishing
ist ein Imprint der / является торговой маркой
OmniScriptum GmbH & Co. KG
Heinrich-Böcking-Str. 6-8, 66121 Saarbrücken, Deutschland / Германия
Email / электронная почта: info@lap-publishing.com

Herstellung: siehe letzte Seite /
Напечатано: см. последнюю страницу
ISBN: 978-3-659-62203-8

ОГЛАВЛЕНИЕ

ВВЕДЕНИЕ..3
ГЛАВА 1. ЛИТЕРАТУРНЫЙ ОБЗОР...................................4
СОВРЕМЕННЫЕ ПРЕДСТАВЛЕНИЯ О ПАТОГЕНЕЗЕ МИОМЫ МАТКИ.......4
ДИАГНОСТИКА И ЛЕЧЕНИЕ МИОМЫ МАТКИ.....................7
МАРКЕРЫ МИОМЫ МАТКИ...8
1. РОЛЬ ER..8
  1.1.СТРОЕНИЕ ER...8
  1.2.ГЕНОМНЫЕ И НЕГЕНОМНЫЕ ДЕЙСТВИЯ ЭСТРОГЕНОВ..............11
  1.3.ИЗУЧЕНИЕ ЭФФЕКТОВ ER НА ФОНЕ МИОМЫ МАТКИ...........15
2. РОЛЬ PR..15
  2.1. СТРОЕНИЕ РЕЦЕПТОРОВ ПРОГЕСТЕРОНА (PgR)..............15
  2.2. ПУТИ АКТИВАЦИИ РЕЦЕПТОРОВ ПРОГЕСТЕРОНА..........17
  2.3. ИЗУЧЕНИЕ ЭФФЕКТОВ PgR НА ФОНЕ МИОМЫ МАТКИ......18
3. РОЛЬ SULT..19
  3.1.СУЛЬФОТРАНСФЕРАЗЫ..19
  3.2. ЭСТРОГЕНОВАЯ СУЛЬФОТРАНСФЕРАЗА.......................20
  3.3. СТРОЕНИЕ ЭСТРОГЕНОВОЙ СУЛЬФОТРАНСФЕРАЗЫ..........21
  3.4. РАСПРЕДЕЛЕНИЕ В ТКАНЯХ И ЭКСПРЕССИЯ...............22
4. РОЛЬ STS...23
  4.1. СУЛЬФАТАЗЫ..23
  4.2. СТЕРОИДНАЯ СУЛЬФАТАЗА..24
  4.3. БИОЛОГИЧЕСКАЯ РОЛЬ STS...25
5. РОЛЬ PTEN...26
  5.1. СТРОЕНИЕ PTEN..26
  5.2. ПУТИ СИГНАЛИЗАЦИИ PTEN..27
  5.3. БИОЛОГИЧЕСКАЯ РОЛЬ PTEN...28
    5.3.1.ФУНКЦИОНИРОВАНИЕ PTEN НА УРОВНЕ ОРГАНИЗМА.........28
    5.3.2. РОЛЬ PTEN ПРИ ГИПЕРПЛАСТИЧЕСКИХ ИЗМЕНЕНИЯХ В РЕПРОДУКТИВНОЙ СИСТЕМЕ ЖЕНЩИН..................29
ГЛАВА 2. МАТЕРИАЛЫ И МЕТОДЫ
КЛИНИЧЕСКИЙ МАТЕРИАЛ...29
МЕТОДЫ ИССЛЕДОВАНИЯ..31
Выделение и очистка нуклеиновых кислот...............................31
Электрофорез нуклеиновых кислот в агарозном геле...............31
  1.Электрофорез РНК 31
Определение концентрации РНК...32
Определение чистоты препарата РНК...32
Обратная транскрипция...33
Статистическая обработка результатов.....................................34
ГЛАВА 3. РЕЗУЛЬТАТЫ И ОБСУЖДЕНИЕ.........................34
ЗАКЛЮЧЕНИЕ 42
ВЫВОДЫ...43
СПИСОК ЛИТЕРАТУРЫ..45

ВВЕДЕНИЕ

Патология матки в последнее десятилетие занимает второе место в структуре гинекологической заболеваемости после воспалительных процессов органов малого таза. По мнению большинства специалистов, увеличение количества молодых женщин, имеющих патологию матки в возрасте до 35 лет, приобретает угрожающий характер. Интерес к исследованию данной патологии женщин репродуктивного возраста обусловлен не только сохранением детородной функции, но и сохранением высокого уровня качества жизни. А именно качество жизни является одним из основных критериев оценки эффективности медицинской помощи в крупных странах.

Матка является не только плодовместилищем, но и органом-мишенью в процессе функционирования сложной нейроэндокринной системы женского организма. Среди патологий матки выявляются гормонозависимые и воспалительные поражения эндометрия и миометрия: миома матки, аденомиоз, гиперпластические процессы различной степени активности и распространённости, эндометрит, метроэндометрит.

Одним из самых распространённых гинекологических заболеваний невоспалительной этиологии является миома матки. По современным данным, миома матки – это не истинная опухоль. По определению, данному Сидоровой И.С. и соавт. (2004) миома матки – это доброкачественная, гормонально контролируемая гиперплазия мышечных элементов мезенхимального происхождения [1].

Применяемым на сегодняшний день методом лечения является гормональная терапия. Эффективность гормональной терапии весьма различается в зависимости от характера гормональных нарушений, наличия и плотности рецепторов в миоматозных узлах и миометрии, наличии сопутствующей патологии. Так как углубленное понимание патогенеза данного патологического процесса и персональный подход к каждому пациенту позволяет повысить эффективность лечения, важно определить гормональный статус эндометрия и его ответ на лечение. Для решения этой сложной задачи одним из подходов может быть определение рецепторного профиля миоматозного узла.

Цель работы: Определение уровня мРНК эстрогеновых (ERα и ERβ), прогестероновых (PR) рецепторов, STS, SULT, PTEN в тканях миомы матки. Для достижения цели были определены следующие **задачи:**

1. Отработать методы выделения суммарной РНК из миомы матки.

2. Определить относительное количество мРНК для генов ERα, ERβ, PgR, экспрессию генов сульфонирования эстрогенов *hSULT1E1, hSTS и онкосупрессора PTEN* в тканях матки пациенток с диагнозом миома матки.

В работе использовались следующие **методы исследования**:

1. Создание банка патологического (с миомой матки) и здорового миометрия матки;

2. Методы выделения РНК из клеток миометрия и получение кДНК;

3. Метод полуколичественной ОТ–ПЦР с детекцией в реальном времени для анализа экспрессии исследуемых генов;

4. Статистический метод обработки полученных данных.

ГЛАВА 1. ЛИТЕРАТУРНЫЙ ОБЗОР

СОВРЕМЕННЫЕ ПРЕДСТАВЛЕНИЯ О ПАТОГЕНЕЗЕ МИОМЫ МАТКИ

Миома матки – это доброкачественная, гормонально контролируемая гиперплазия мышечных элементов мезенхимального происхождения [1]. Актуальность изучения данной проблемы очевидна в связи с высокой заболеваемостью женщин. Это заболевание встречается у 15–27 % женщин старше тридцати лет. Однако в последнее время миома матки нередко встречается в возрасте 20 – 25 лет, а при профилактических осмотрах эту опухоль впервые выявляют у 1 – 2,5 % женщин этого возраста (Савицкий, 2000), в том числе около 70% из них в возрасте от 30 до 40 лет, лишаются матки в результате хирургического лечения[2]. Кроме того, миома может возникать снова у 7 – 28 % больных, а иногда перерождаться в злокачественную опухоль. В настоящее время выделяют простые и пролиферирующие миомы матки, последние встречаются у каждой четвертой больной с миомой матки. По литературным данным пролиферирующие миомы в два раза чаще встречаются у больных с быстрорастущими опухолями, чем при умеренном или медленном темпе роста опухоли.

Сообществом врачей определены следующие факторы риска: позднее наступление менархе, обильные менструации, высокая частота медицинских абортов, воспалительные заболевания органов малого таза, отсутствие родов в анамнезе, алиментарное ожирение, экстрагенитальная патология, в особенности сердечно-сосудистая, генетическая предрасположенность.

Согласно ранее проведенным исследованиям, существует две теории развития миомы матки [3]. Одна подразумевает появление дефекта клетки на этапе онтогенетического развития матки вследствие длительного нестабильного периода эмбриональных гладкомышечных клеток, вторая предполагает возможность сохранения клетки-предшественника в миометрии и начало её развития после менархе. Их рост продолжается на фоне выраженной активности яичников под действием эстрогенов и прогестерона в течение многих лет.

Хотя сообщество врачей успешно диагностирует и классифицирует миому матки, патогенез её до сих пор остаётся спорным и неоднозначным. В течение времени изучались различные направления: вовлечение в процесс гипоталамо-гипофизарной системы как следствие сочетания миомы матки с дисгормональными заболеваниями молочных желез; выраженные нарушения функций яичников; преимущественные изменения функции матки.

После длительных исследований центральное место было отдано стероидной теории. Диваковой Т.С. было продемонстрировано, что у больных с миомой матки выявлены различия и разнонаправленность изменений суточного уровня гормонов эндокринных желез и некоторых глобулинов, а также цитоплазматических рецепторов к половым стероидам в миометрии [4]. Была доказана роль десинхроноза физиологической суточной секреции гормонов и циклического синтеза тканевых рецепторов. Так, содержание рецепторов эстрогена и прогестерона в ткани миомы было выше, чем в неизмененном миометрии и подвержено циклическим изменениям. В быстрорастущих миомах отмечено преобладание эстриола (Е3), уровень эстрадиола (Е2) повышался при поражении эндометрия и небольших размерах опухоли. Но процесс гипертрофии гладкомышечных клеток может возникать только при сочетанном воздействии

5

сравнительно высоких концентраций эстрогенов и прогестерона, который особенно увеличивается в лютеиновую фазу цикла. У молодых явление относительной эстрогенизации проявляется благодаря наиболее выраженному, в сравнении со всеми стероидами, снижением уровня андрогенных гормонов, сдвигу андрогенно-эстрогенного равновесия в сторону эстрадиола, а также в нарушении эстрогенно-прогестинового баланса. Не вызывает сомнения тот факт, что при злокачественном перерождении в аденокарциному, содержание рецепторов прогестерона и эстрадиола является важным прогностическим фактором, определяющим чувствительность к гормонотерапии [5]. Необходимо также упомянуть факт, что гормоночувствительным органом в женском организме является эндометрий, поэтому гиперплазия эндометрия, относящаяся к числу наиболее распространённых патологических процессов матки, не может не сочетаться с миомой в том или ином проценте патологий. Достаточно часто встречаются, как сопутствующие, железистая гиперплазия эндометрия, атипическая гиперплазия и рак эндометрия на конечной стадии злокачественного прогрессирования.

Углубленное понимание патогенеза данного патологического процесса позволяет повысить эффективность лечения, направленного на коррекцию провоцирующих факторов на рост опухоли. На сегодняшний день в качестве медикаментозного лечения применяются антигонадотропины с антигестагенным, антиэстрогенным и антиандрогенным ффектом. Высокая эффективность такой терапии отмечается при лечении больных с незначительным диффузным увеличением матки и наличием узлов до двух сантиметров в диаметре, что не обхватывает всю категорию, нуждающуюся в лечении.

Новизна данной работы заключается в выявлении маркеров развития патологического процесса в уязвимых органах-мишенях женской репродуктивной системы. В современных условиях и, обладая новейшими диагностическими возможностями, основной задачей ставится определение заболевания на начальных стадиях развития. Таким образом, особое внимание будет уделено поиску молекулярных маркеров миомы матки (без признаков дифференцировки, с пролиферацией, с малигнизацией) и сопутствующих патологий, таких как гиперплазия эндометрия, опухоль яичника, а именно их ферментативной активности.

ДИАГНОСТИКА И ЛЕЧЕНИЕ МИОМЫ МАТКИ

Диагностика миомы матки производится на основании анамнеза, данных бимануального, ультразвукового исследования, гистероскопии с раздельным диагностическим выскабливанием стенок полости матки и цервикального канала, гистеросальпингографии.

При небольших размерах опухоли жалоб может не быть, менструальная функция не нарушена. Основными симптомами при миоме матки являются чувство тяжести, боли внизу живота, кровотечения, нарушение менструального цикла и симптомы сдавления соседних органов.

При бимануальном исследовании пальпируются плотные опухоли, иногда с множественными узлами, с гладкой наружной поверхностью, чаще подвижные. Иногда подвижность опухоли ограничена из за ее величины. Анамнестические данные, характер кровотечения и болей помогают поставить диагноз. При подозрении на подслизистую миому матки обязательно проводится гистероскопия с раздельным диагностическим выскабливанием стенок полости матки и цервикального канала.

Пути возможного консервативного лечебного воздействия при миоме матки определяются особенностями преморбидного фона, пато- и морфогенеза опухоли. Щербинов различает пять направлений: раннее выявление и лечение сопутствующих гинекологических и экстрагенитальных заболеваний; коррекция нарушенных гормональных соотношений; лечение анемии, гиповолемических и метаболических нарушений; торможение роста опухоли; нейротропные воздействия.

В процессе лечения необходимо соблюдение максимальной онкологической настороженности и систематический контроль за состоянием опухоли.

Несмотря на множество схем консервативной терапии, проблемы лекарственного лечения миомы матки имеют два самостоятельных аспекта. Во-первых, проблема торможения роста опухоли, во-вторых, борьба с осложнениями, связанными с ее ростом и особенностями локализации. Рост миомы связан с двумя гормонзависимыми процессами: гиперплазией миогенных элементов сосудистой системы миометрия и гипертрофией новообразованных миоцитов. Оба процесса, прежде всего, связаны с воздействием на ткани эстрадиола. Только значительное снижение концентрации эстрадиола в локальном кровотоке матки может привести к блокировке процесса гиперплазии камбиальных элементов сосудистой стенки и гипотрофии или даже гибели вновь образованных миоцитов «сосудистой популяции». Этого можно достигнуть с помощью препаратов, воздействующих на гипофиз так, что он «перестает» стимулировать синтез эстрогенов и прогестерона в яичнике настолько значительно, что даже менее чувствительные к воздействию половых стероидов ткани интактного миометрия подвергаются значительной гипотрофии [2].

Понимание межклеточных взаимодействий позволяет синтезировать новые химические соединения для патогенетической терапии миомы матки. Основными аспектами эффективности препаратов для лечения миомы матки является наличие антипролиферативного и антифибротического действия.

Абсолютными противопоказаниями к консервативной терапии являются: подозрение на саркоматозное перерождение опухоли, рождение подслизистого узла и некроз, перекрут ножки подбрюшинного узла, сочетание фибромиомы с опухолью яичников, раком матки и др. заболеваниями, требующими немедленного хирургического лечения.

Среди показаний к оперативному лечению миома матки занимает одно из ведущих мест, вследствие отсутствия лекарственных препаратов, экономически оправдывающих свое применение для монотерапии миомы матки. Оперативное лечение включает в себя обширный перечень вмешательств: консервативная миомэктомия, артериальная эмболизация, миолизис, гистерэктомия.

МАРКЕРЫ МИОМЫ МАТКИ

1.РОЛЬ ER

1.1. СТРОЕНИЕ ER

Эстрогены — стероидные половые гормоны, способные регулировать рост, дифференцировку и функции в различных клетках и тканях организма человека. Множественные эффекты эстрогенов осуществляются через эстрогеновые рецепторы

(ER), представленные в клетках-мишенях репродуктивных и нерепродуктивных органов.

Более 30 лет назад Jensen и Jacobsen пришли к выводу, основанном на специфическом связывании эстрадиол-17b (Е2) в матке, что биологические эффекты эстрогенов должны быть опосредованы с помощью рецепторного белка. В течение 24-х лет этот белок всесторонне изучался различными лабораториями, и в 1986 году две группы сообщили, что клонировали эстрогеновый рецептор. До 1995 года считалось, что существует только один ER, и что он является связующим звеном во всех физиологических и фармакологических эффектах, оказываемых природными и синтетическими эстрогенами и антиэстрогенами. Однако в 1995 году Kuiper G.G. и соавторами, показали существование второго ER – ERβ, который был клонирован из кДНК, полученной из простаты крысы. Ранее изучаемый ER получил название ERα. С тех пор, было получено 6 групп клонированных ERβ и предполагается существование ERγ. Ген ERα находится в длинном плече хромосомы 6 (локус q24—27), тогда как ген ERβ расположен в локусе q21—22 хромосомы 14.

ERα и ERβ относятся к надсемейству ядерных рецепторов половых гормонов. Данные рецепторы обладают большой гомологией и, как все рецепторы для стероидных гормонов, являются транскрипционными факторами, имеющими центры связывания с регуляторными участками ДНК (промоторами, энхансерами). Рецепторы эстрогенов организованы в домены (рис. 1).

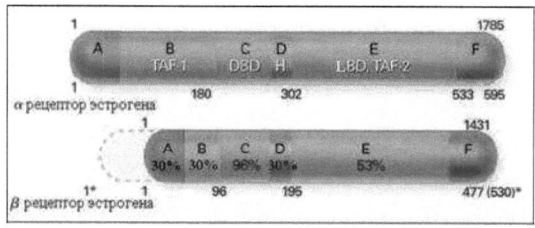

Рис.1. Структура ER.

Они состоят из трех независимых, но взаимодействующих функциональных областей: NH2-концевой или A/B домен, C или ДНК-связывающий домен, и D/E/F или лиганд-связывающий домен.

N-концевые A-B домены обладают способностью активировать транскрипцию, независимо от связанного лиганда, и обозначаются TAF-1.

ДНК-связывающий домен (DBD), типичный для многих ДНК-связывающих белков, содержит два характерных мотива — «цинковые пальцы» [6].

Домен D является связующей областью (H) рецепторов.

Домен E (LBD) – лиганд-связывающий домен, обладает способностью активировать транскрипцию (TAF-2) [7, 8].

Домен F является вариабельной областью, содержащей последовательность аминокислот, образующую в пространстве 12 α-спиралей. Домен F, возможно, определяет различие в ответах рецепторов эстрогенов на эстрадиол и другие специфические модуляторы этих рецепторов.

После открытия ERβ представления о сигнальных путях эстрогенов значительно изменились. Теперь известно, что 17β-эстрадиол, главный эндогенный активатор ER, неселективен к обеим изоформам рецептора. Однако эффект эстрогенов часто проявляется как балансирующее действие между ERα и ERβ, где ERα часто играет проактивную роль, тогда как ERβ имеет противоположную функцию [9]. ERβ высокогомологичен α-рецептору в DBD области, где гомология между двумя видами рецепторов составляет 96%, однако лишь 30% сходства обнаруживается в случае A-B доменов и доменов D.

Гомология в аминокислотной последовательности в LBD области составляет 53%, в результате чего некоторые лиганды связываются с данными типами рецепторов с разной степенью сродства [10].

Важная отличительная черта между двумя изоформами ER состоит в регуляции клеточной пролиферации, где ERα наиболее часто проявляет пролиферативное действие, тогда как ERβ, напротив, антипролиферативное. Однако ERβ также обладает многими другими функциями, например, в центральной нервной системе, иммунной системе и скелетных мышцах, в соответствии со своим обширным распределением в организме [11].

В настоящее время установлена локализация различных типов ER в органах и тканях. Действие эстрогенов через рецепторы может повлиять на экспрессию генов-мишеней и на функцию цитозольных белков, что обусловливает геномные и негеномные эффекты эстрогенов.

1.2. ГЕНОМНЫЕ И НЕГЕНОМНЫЕ ДЕЙСТВИЯ ЭСТРОГЕНОВ

Влияние эстрогенов на экспрессию множества генов через ядерные рецепторы осуществляется, что обусловливает их сложное геномное действие. Классический путь передачи сигнала эстрогенами заключается в лиганд-зависимой активации ER и последующем осуществлении своего геномного действия через активацию транскрипции генов-мишеней. Проявление данного эффекта также возможно через лиганднезависимую активацию рецепторов (в отсутствие эстрогенов). Помимо этого, предполагается наличие мембранных форм ER, через которые осуществляются быстрые, негеномные воздействия эстрогенов. Более того, геномные и негеномные эффекты могут оказывать влияние друг на друга.

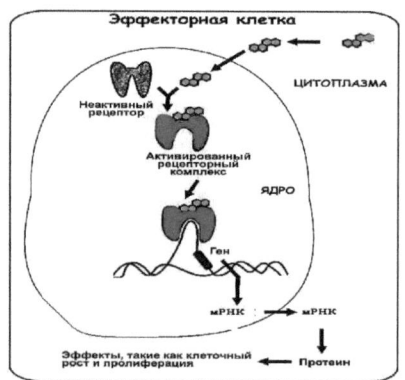

Рис.2. Классический путь активации ER.

Итак, классический, геномный, или лиганд-зависимый механизм действия эстрогенов осуществляется следующим образом. (рис.2) Молекула эстрогена посредством пассивной диффузии попадает в цитоплазму клетки-мишени и связывается с ER [12]. Рецептор диссоциирует от своих цитоплазматических шаперонов, стабилизирующих рецептор в неактивном состоянии и маскирующих ДНК-связывающий домен [13, 14]. Комплекс эстроген-ER перемещается к ядру. Молекула эстрогена может попадать непосредственно в ядро и связываться с ядерным рецептором. В ядре происходит димеризация рецептора с образованием гомо- (ERα-ERα; ERβ-ERβ) или гетеродимера (ERα-ERβ) [15, 16]. Димер будет связываться с определенной регуляторной областью гена-мишени, известной как ответный элемент для эстрогенов (ERE, «estrogen-response element»), выполняющей роль энхансера [17].

Произошедшие конформационные изменения рецепторов позволяют комплексам эстроген–ERсвязываться со специфическими белками, способными активировать общий транскрипционный аппарат; формируется мультибелковый комплекс, содержащий РНК-полимеразу II, начинается транскрипция. Белки, связанные с ER, включают белки-коактиваторы, которые собирают (рекрутируют) белки основного транскрипционного аппарата и общие интеграторы транскрипции [18].

Существует альтернативный путь активации ER, в основе которого лежит лиганд-независимая активация транскрипции. Ряд факторов роста (эпидермальный фактор роста, трансформирующий фактор роста α, инсулин или инсулиноподобный фактор роста-I), дофамин, цАМФ и другие могут активировать протеинкиназные каскады, что может привести к активации ER через фосфорилирование его сериновых или тирозиновых остатков. В данном случае не связанный с лигандом, но активированный рецептор будет осуществлять свое геномное действие [19].

Эстрогены способны непосредственно связываться с ядерными ER. Данная лигандзависимая активация рецептора приводит к регуляции экспрессии ряда генов, т.е. осуществлению геномного действия эстрогенов.

ER может активироваться и в отсутствие лиганда под действием протеинкиназ, которые активируются в ходе сигнальных путей, запускаемых факторами роста. В этом случае также возможно осуществление влияния на экспрессию генов [20].

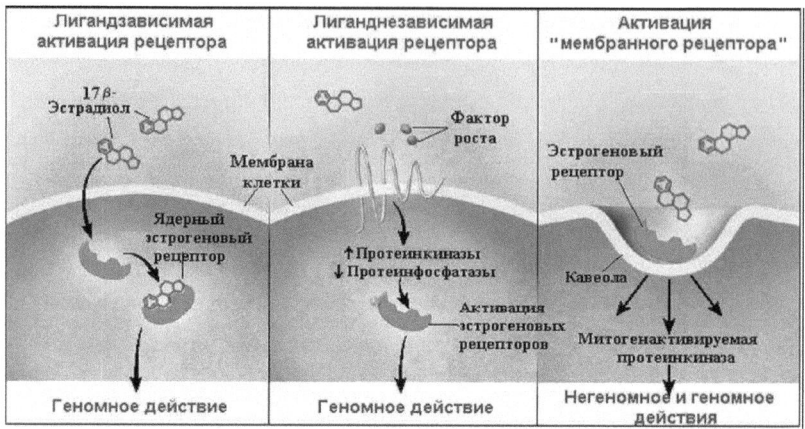

Рис.3. Виды активации ER. [Взято из10].

Малоизученным, но очевидным является осуществление геномного и негеномного эффектов эстрогенов через модуляцию функций мембран клеток. Предполагаемые мембранные рецепторы могут располагаться в инвагинациях клеточных мембран, называемых кавеолы. Возможное взаимодействие эстрогенов с мембраной приводит к активации ряда мембранных и цитозольных белков (например, митогенактивируемой протеинкиназы), что приводит к быстрым, негеномным эффектам, а также, по-видимому, может сказаться и на процессе транскрипции генов.

На сегодня установлено, что около одной трети генов в организме человека не содержат ERE-подобных последовательностей.

ERs могут регулировать экспрессию гена без прямого связывания с ДНК путем связывания ядерного комплекса эстроген-ER через белок-белковые взаимодействия с комплексом транскрипционных факторов, которые способны взаимодействовать с промотором гена-мишени и активировать транскрипцию [21—23].

Оказываемые через действие ERs эффекты на экспрессию генов, и ряд других эффектов эстрогенов наступают настолько быстро, что они не могут зависеть от активации синтеза РНК и белков. Этот механизм действия известен как негеномный и предположительно опосредован через мембрано-ассоциированные ER, расположенных в инвагинациях цитоплазматических мембран, называемых кавеолами. Хотя ER и не имеют трансмембранного домена, экспериментально было выявлено, что ERα способен «заякориваться» в плазматической мембране через пальмитиновую кислоту [24—26]. Однако негеномные эффекты эстрогенов могут непрямым способом влиять на генную экспрессию. Функции многих транскрипционных факторов регулируются фосфорилированием протеинкиназами. Активированные транскрипционные факторы будут регулировать генную экспрессию и в отсутствие ответных элементов для эстрогенов. Таким образом, возможен перекрест между негеномными и геномными эффектами эстрогенов [23, 27].

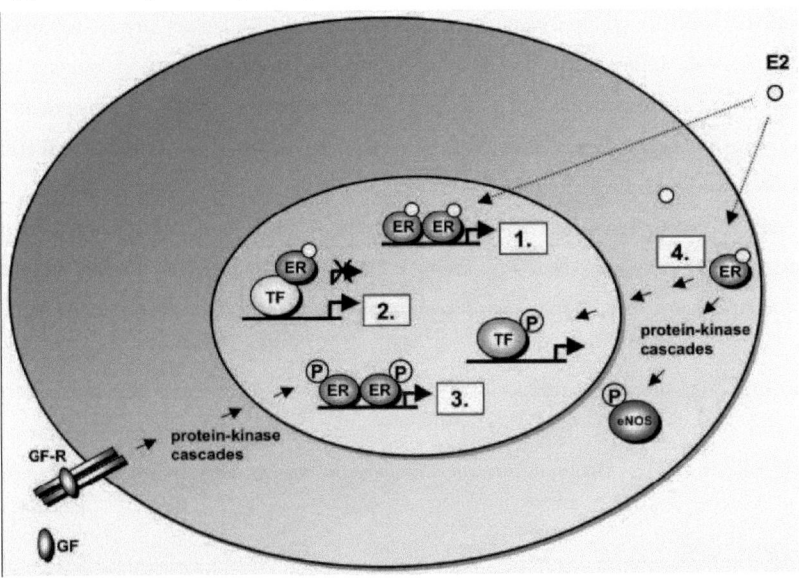

Рис. 4. Схематическая Иллюстрация Сигнальных Механизмов Эстрогеновых рецепторов (ER).
1. Классический механизм действия. Ядерный E2-ER связанный непосредственно с ERE в промоторе гена– мишени. 2. ERE-независимый геномный механизм. Ядерный E2-ER комплекс связывается через белок-белковые взаимодействия в комплекс транскрипционного фактора (TF),который соединяется с промотором гена–мишени. 3. Лиганд-независимый геномный механизм. Факторы роста (GF) активируются протеин-

14

киназным каскадом, что приводит к фосфорилированию (Р) и активации ядерного ER через ERE. 4. Негеномный механизм. Мембранные комплексы E2-ER активируются протеин-киназным каскадом, что приводит к изменению функций белка в цитоплазме, таких как, активация eNOS, или регуляция экспрессии генов путем фосфорилирования (Р) и активизации TF.

1.3.   ИЗУЧЕНИЕ ЭФФЕКТОВ ER НА ФОНЕ МИОМЫ МАТКИ

Отношение степени распределения экспрессии ERα и ERβ может играть важную роль в нормальном функционировании эндо- и миометрия, патогенезе заболевания, что имеет   существенное   клиническое   значение.

Из полученных в ряде исследований данных следует, что соотношение мРНК ERβ / ERα было высоким у женщин с высокой степенью развития рака [28] [78]. В исследовании F. Takama было показано, что экспрессия ERβ выше по сравнению с ERα в образцах рака эндометрия с тяжелыми поражением миометрия, на основании чего был сделан вывод, что ERβ, играет важную роль в прогрессировании поражения миометрия   [28].

Биологическое действие эстрогенов опосредовано через взаимодействие с эстрогеновыми рецепторами (ERα и ERβ). Таким образом, дисбаланс между экспрессией ERα и ERβ считается важным шагом в развитии эстроген-зависимых опухолей   [72].

2. РОЛЬ PR

2.1. СТРОЕНИЕ РЕЦЕПТОРОВ ПРОГЕСТЕРОНА (PgR)

Прогестероны – это стероидные гормоны, которые вырабатываются в организме человека во время эмбриогенеза, менструального цикла и беременности. Одна из физиологических ролей прогестерона в регуляции железистого эпителия эндометрия заключается в индукции клеточной дифференцировки и ингибировании эстроген-опосредованной клеточной пролиферации.

Эффекты прогестеронов опосредованы через ядерные, прогестероновые рецепторы (PgR). В здоровом, циклически обновляющемся эндометрии человека. PgR экспрессируются в железистом эпителии в пролиферативную фазу цикла. В настоящее время широко известны два типа ядерных PgR: PgR α и PgR β (рис. 5). PgR α и PgR β обладают большой гомологичностью и являются транскрипционными факторами, имеющими центры связывания с регуляторными участками ДНК (промоторами, энхансерами). PgR β представляет собой последовательность из 933 аминокислот, а PRα является его укороченной формой, без 164 аминокислот на NH_2 конце [29]. Эти изоформы транслируются с одного гена, но транскрипция начинается с различных промоторов.

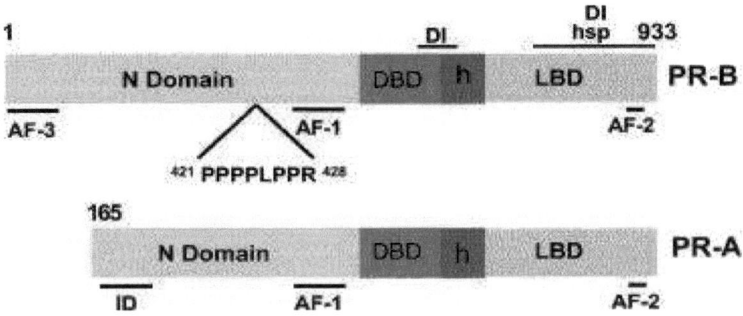

Рис.5. Структура PgR: PgR α и PgR β.

Рецепторы прогестерона организованы в домены [30].

N-концевые домены - обладают способностью активировать транскрипцию, независимо от связанного лиганда, и обозначаются AF-1, AF-3.

ДНК-связывающий домен (DBD) - типичный для многих ДНК-связывающих белков, содержит два характерных мотива — «цинковые пальцы».

Связывающий домен (H) – является связующей областью рецепторов.

16

Лиганд-связывающий домен (LBD) - обладает способностью активировать транскрипцию(AF-2) , содержит белок теплового шока (HSP).

2.2. ПУТИ АКТИВАЦИИ РЕЦЕПТОРОВ ПРОГЕСТЕРОНА

Действие прогестерона через рецепторы осуществляются по нескольким механизмам. Как и всем стероидным рецепторам, PgR, свойственны несколько путей активации: геномные и негеномные [31].

Геномный путь активации, классический, подобен классическому пути активации ER, и заключается в проникновении прогестерона в цитоплазму клетки, связывании с неактивный комплексом PgR, что приводит к конформационным изменениям и диссоциации белков HSP. В дальнейшем комплекс проникает в ядро клетки, где происходит гомодимеризация рецептора, его непосредственное связывание с определенной регуляторной областью гена-мишени, известной как ответный элемент для прогестеронов (PRE, «progesterone-response element»), выполняющей роль энхансера. Данные конформационные изменения рецепторов позволяют комплексам прогестроген- PgR связываться со специфическими белками-коактиваторами, способными активировать общий транскрипционный каскад (рис.6).

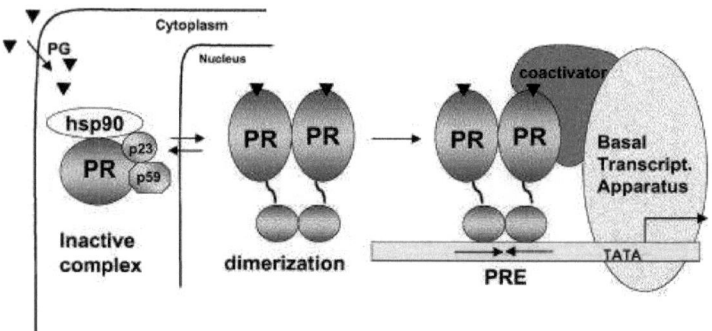

Рис. 6. Классический путь активации PgR

Негеномный путь активации.

Это неклассический путь активации рецептора прогестерона, который основан на модуляции поверхностного клеточного рецептора, ионных каналов, и не зависит от транскрипции генов [32] [71]. Данный механизм передачи сигнала предполагает активацию протеинкиназного каскада. Демонстрацией описанного пути является работа Смита и соавт (1987), где быстрый эффект стероидных гормонов обусловил выработку ЛГРГ, дофамина и ацетилхолина, возбуждающих аминокислот и изменения в активности нейронов. В функционировании негеномного пути доказано участие, по крайней мере, четырех внеядерных, киназ: протеинкиназы А (PKA), протеинкиназы С (PKC), кальция и кальмодулин киназы II (CaMKII), и протеинкиназы G (PKG).

Различия между двумя формами PgR заключаются в их способности активировать транскрипцию, PgR β является более эффективным активатором, а PgR α имеет доминирующее негативное влияние на PgR β и глюкокортикоиды, андрогены, минералокортикоиды и рецепторы множества клеточных линий. По данным Wein и соавт известно, что PgR α подавляет активацию транскрипции рецептора эстрогена. Таким образом, показано, что изоформы PgR имеют различные функции в зависимости от клетки-мишени и промотора гена-мишени [33]. A Jangrande и соавт. сообщают, что связывание с разными кофакторами приводят к противоположной транскрипционной деятельности PgR α и PgR β.

2.3. ИЗУЧЕНИЕ ЭФФЕКТОВ PgR НА ФОНЕ МОМЫ МАТКИ

Проведенное исследование показало, что содержание прогестероновых и эстрогеновых рецепторов зависело от степени васкуляризации миоматозных узлов. В гиперваскулярных узлах отмечалось значительное преобладание содержания рецепторов к прогестерону по сравнению с гиповаскулярными. Таким образом, миома с повышенной васкуляризацией находится под преимущественным влиянием прогестерона .

Это позволяет сделать вывод, что опухолевый рост лейомиомы обусловлен в значительной степени повышенной прогестероновой стимуляцией [34], так как прогестерон является половым гормоном, модулирующим митотическую активность в миометрии и миоматозных узлах. Клинические исследования с агонистами релизинггормонов и заместительной терапией половыми горонами показывают способность прогестинов стимулировать рост миомы, несмотря на наличие гипоэстрогенного гормонального фона.

В ранних исследованиях сообщалось, что отсутствие экспрессии PgR β является важным прогностическим фактором развития эпителиального рака яичников [35] [36] [73]. Относительно поражения эндометрия были проведены следующие исследования. Арнетт-Mansfield и соавт. сообщили о сниженном уровне экспрессии PgR в клетках опухоли по сравнению с образцами нормального эндометрия и атипической гиперплазии. В свою очередь, в нормальных железах эндометрия экспрессировались две изоформы PgR, тогда как при атипической гиперплазии и опухоли преобладала лишь одна изоформа. Был сделан вывод, что нарушение скоординированности экспрессии изоформ PgR является основополагающим фактором опухолевой прогрессии [37]. De Vivo и соавт. продемонстрировал полиморфизм промотора PgR β, что приводит к увеличению транскрипции PgR β изотипа. В популяционном исследовании этот полиморфизм связан с повышенным риском развития рака эндометрия.

3. РОЛЬ SULT

3.1.СУЛЬФОТРАНСФЕРАЗЫ

Эстрогены, прошедшие стадию окисления цитохромами 1А1 и 1А2, в дальнейшем подвергаются сульфатной конъюгации. Сульфатные конъюгаты представляют собой водорастворимые эфиры серной кислоты. Реакция катализируется сульфотрансферазами (SULT) – группой ферментов, локализованных в цитозоле клеток печени, почек, кишечника, легких, мозга., которые катализируют перенос группы SO_3^{2-} от молекулы донора PAPS (активированный сульфат – 3'-фосфоаденозин-5'-фосфосульфат) на субстрат, являющийся нуклеофилом, в процессе реакции, первоначально называвшейся сульфатированием. Выявлены множественные формы сульфотрансфераз, которые являются членами одного суперсемейства.

Суперсемейство подразделяется на ряд подсемейств: 1А, 1В, 1С, 1Е, 2А, 2В и 3А на основе гомологии аминокислотной последовательности.

Существует два класса сульфотрансфераз: цитозольные и мембран-связанные сульфотрансферазы. Цитозольные сульфотрансферазы сульфонируют низкомолекулярные эндогенные и экзогенные соединения, такие как гормоны, амины, лекарственные соединения и ксенобиотики. Мембран-связанные сульфотрансферазы сульфонируют большие биомолекулы, такие как углеводороды и белки. К настоящему времени охарактеризовано 10 или 11 семейств цитозольных сульфотрансфераз человека, к которым относится и эстрогеновая сульфотрансфераза (SULT1E).

3.2. ЭСТРОГЕНОВАЯ СУЛЬФОТРАНСФЕРАЗА

Эстрогеновая сульфотрансфераза является цитозольным ферментом с молекулярной массой 32 – 36 кДа, катализирующим сульфонирование эстрогенов по гидроксильной группе в третьем положении (рис.7).

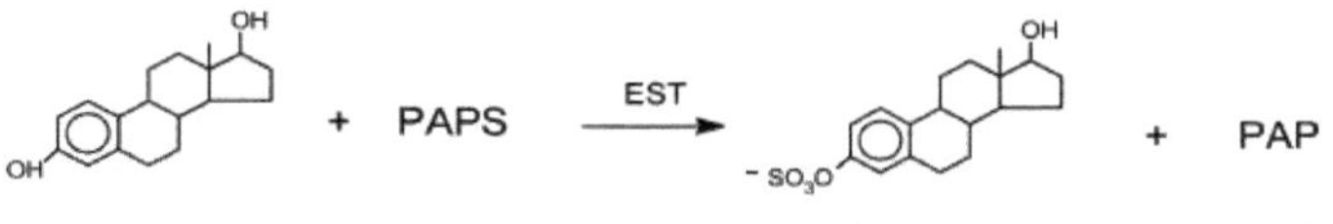

эстрадиол   эстрадиол-3-сульфонат

Рис. 7. Ферментативная реакция, осуществляемая эстрогеновой сульфотрансферазой

Большинство эстрогенов может сульфонироваться в результате действия эстроновой сульфотрансферазы. Сульфаты эстрогенов являются биологически неактивными, т. к. не могут связываться с ER. Концентрация циркулирующих сульфатов эстрогенов значительно выше, чем неконъюгированных эстрогенов. Кроме того, сульфаты эстрогенов имеют большой период полураспада, и эти факты позволяют предположить, что сульфаты эстрогенов могут служить резервуаром для образования биологически активных эстрогенов посредством действия стероидной сульфатазы (STS) (Sugawara and Fujimoto, 2004).

Для SULT1E человека были полностью клонированы структурные гены, содержащие 8 экзонов и 7 интронов (рис.8).

20

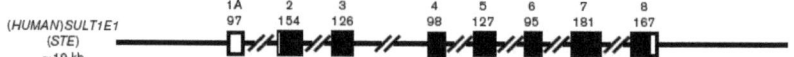

Рис. 8. Структура гена SULT1E1. Черными прямоугольниками обозначены кодирующие участки, белыми – некодирующие. Числа под номерами экзонов обозначают их длину в п. о.

3.3. СТРОЕНИЕ ЭСТРОГЕНОВОЙ СУЛЬФОТРАНСФЕРАЗЫ

К настоящему времени установлены структуры пяти сульфотрансфераз. Все они являются высоко консервативными, имеют приблизительно сферическую форму и очень схожи со структурами нуклеотидкиназ.

PAPS-связывающий участок. Ферменты, осуществляющие перенос сульфонатной группы, должны взаимодействовать с двумя субстратами, например донором сульфоната и молекулой акцептора. В стероидных сульфатазах, также как и в PAPS-синтетазах, присутствует нуклеотид-связывающий P-петлевой мотив. Соответствующая GxxGxxK структура и является PAPS-связывающим сайтом. Мотив GxxGxxK найден во всех стероидных и фенольных сульфотрансферазах, для которых была определена первичная структура. Также известно, что этот мотив находится в высоко консервативном участке, локализованном около C-конца. Для SULT1E1 были установлены три структуры: SULT1E1, связанная с PAP и эстрадиолом, SULT1E1, связанная с ванадатом как аналог переходного состояния, и SULT1E1, связанная с PAPS. В mSULT1E1, связанной с PAP и эстрадиолом, аминокислотные остатки 45 – 51 составляют 5'-фосфосульфат-связывающую (PSB) петлю. Gly 259 является началом GxxGxxK мотива, необходимого для связывания PAPS и эстрадиола. Мутагенез двух консервативных остатков аминокислот приводит к десятикратному увеличению значения K_m для PAPS, а мутагенез всех трех консервативных остатков инактивирует фермент. Из структуры связанного PAPS становится ясно, что Lys 48 взаимодействует с Ser 138 и сдвигается в начале реакции, чтобы вступить во взаимодействие с уходящей сульфатной группой (рис. 5). Мутагенез консервативных остатков с активными

21

сайтами показал, что His 108 необходим для каталитической активности, а при замене Lys 48 и Lys 106 другим остатком, а не остатком аргенина, наблюдается полная потеря активности. Кроме того, мутагенез Ser 138 говорит о том, что взаимодействие между этим остатком и Lys 48 является важным для защиты PAPS от автогидролиза.

Субстрат-связывающий участок. Как и ожидалось, наибольшее число структурных вариаций было найдено в субстрат-связывающем участке. Показано, что субстрат-связывающий участок семейства SULT1A состоит из гидрофобных остатков. В сравнительных исследованиях SULT1A1 и SULT1A3, имеющих 93% гомологии, но проявляющих заметные различия в связывании субстрата, были проанализированы два вариабельных участка: участок I (84 – 89) и участок II (143 – 148)) и было показано, что они отвечают за наблюдаемую специфичность. Похожий гидрофобный связывающий карман был найден в стероидных сульфотрансферазах. Было обнаружено, что связывающий карман в SULT2A3 является высоко адаптивным, а субстрат повернут на 30° относительно эстрадиола в структуре SULT1E1.

Мотив димеризации. Большинство сульфотрансфераз в каталитически активной форме представляют собой гомодимеры. В некоторых полученных структурах ферменты кристаллизованы как димеры, однако мало вероятно, что это были каталитически активные формы, так как субстрат-связывающий сайт блокируется областью взаимодействия димера. Были проведены сравнения структур и мутагенез mSULT1E1 (мономер) и hSULT1E1 (димер), чтобы попытаться идентифицировать общий структурный мотив. Было обнаружено, что мутации V269E и V260E переводят гомодимеры SULT1E1 и SULT2A1, соответственно, в мономеры. Ранее было показано, что мутации P269T и E270V в mSULT1E1 ускоряют образование гомодимерной структуры. Таким образом, было сделано заключение, что общий мотив KxxxTVxxxE отвечает за димеризацию сульфотрансфераз [38].

3.4. РАСПРЕДЕЛЕНИЕ В ТКАНЯХ И ЭКСПРЕССИЯ

Эстрогеновые сульфотрансферазы были обнаружены в репродуктивных тканях обоих полов, печени, почках, мозге и коре надпочечника (рис.9).

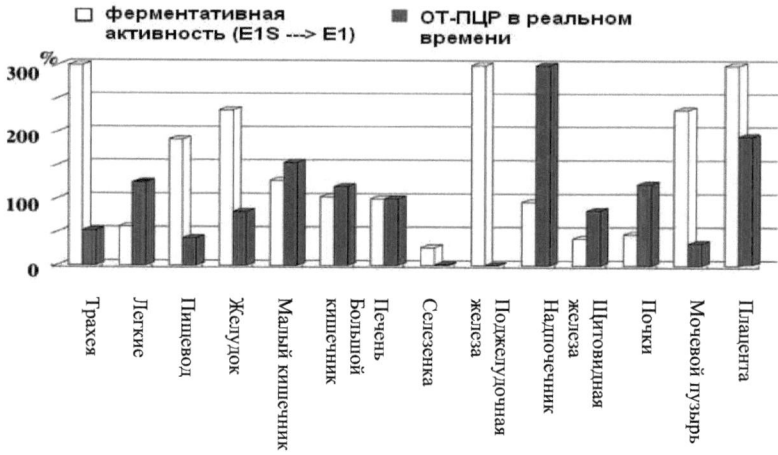

Рис. 9. Ферментативная активность SULT1E1 и экспрессия мРНК в тканях человека. Уровень мРНК и ферментативная активность SULT1E1 оценивались как отношение (%) к тем же величинам в печени (положительный контроль)

Тем не менее, существуют значительные различия в экспрессии в разных тканях, зависящие от вида, пола, возраста, развития и физиологического состояния [39].

Экспрессия SULT1E1 в тканях матки человека демонстрирует цикличность. Данные показывают наиболее высокий уровень сульфонирования эстрогенов во время секреторной фазы менструального цикла, что свидетельствуют о прямой корреляции активности SULT1E1 в матке с уровнем прогестерона в плазме и подтверждает, что прогестерон индуцирует активность SULT1E1 в культуре ткани эндометрия человека. Систематическое исследование активности SULT1E1 в плоде человека обнаружило ее широкое распределение в тканях, включая надпочечники, печень, тощую кишку, почки, тимус, кожу, легкие, мышцы и мозг [40].

4. РОЛЬ STS

4.1. СУЛЬФАТАЗЫ

Семейство сульфатаз является группой белков, катализирующих гидролиз сульфатов эфиров различных типов соединений, таких как стероиды, глюкозамингликаны или гликолипиды (рис. 10). Физиологической ролью большинства сульфатов является лизосомальный катаболизм комплексов углеводов и липидов. В противоположность этому, сульфатазы, локализованные в ЭПР, могут вовлекаться в пути синтеза, например стероидных гормонов. Кроме перечисленных выше природных субстратов, некоторые сульфаты эфиров других соединений, таких как тироксин, катехоламины, олиго- и моносахариды также гидролизуются сульфатазами.

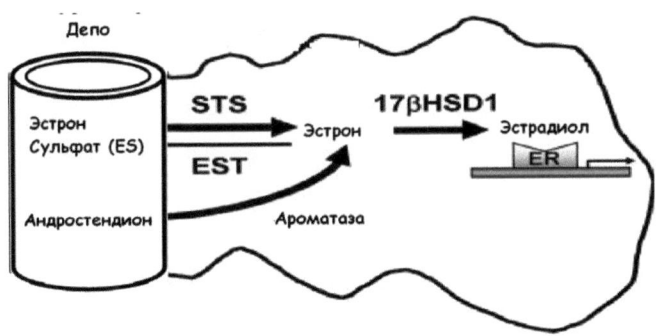

Рис. 10. Механизм действия STS, SULT1E1. взят из ст. Suzuki T, Miki Y, Nakamura Y, Ito K, Sasano H. Steroid sulfatase and estrogen sulfotransferase in human carcinomas.// Mol Cell Endocrinol. 2011 Jul 4;340(2):148-53

4.2. СТЕРОИДНАЯ СУЛЬФАТАЗА

Стероидная сульфатаза (STS, ЕС 3.1.6.2, арилсульфатаза С) является микросомальным, мембран-связанным ферментом, который отщепляет сульфоновую группу от ряда эндогенных 3'-гидрокси-стероидных сульфонатов, таких как О-эстрон-сульфонат, дегидроэпиандростерон сульфонат, прегненолон сульфонат, холестерол сульфонат и тестостерон сульфонат, и, кроме того, от некоторых нестероидных соединений, таких как 3,5,3'-трииодотиронин сульфонат и синтетических соединений – p-нитрофенил сульфонат и 4-метиллюмбеллиферил сульфонат. Значения Km для эндогенных стероидных соединений изменяются от 1 до 70 мкМ, тогда как для синтетических соединений – от 1 до 5 мМ. Количество субъединиц варьирует от 3 до 8 мономеров с молекулярным весом 72 – 78 kDa. STS относится к ферментам класса гидролаз. Неорганические ионы, такие как сульфаты, сульфиты, фториды, фосфаты и цианиды ингибируют стероидную сульфатазу в среднем на 50%, тогда как бораты являются сильными ингибиторами. Стероидная сульфатаза представлена двумя биохимически различными изоферментами – s (slow) и f (fast), идентифицированными по их электрофоретической активности.

STS является членом суперсемейства, состоящего из 12 сульфатаз млекопитающих. Ген STS человека расположен на коротком дистальном плече Х-хромосомы и является псевдоавтосомным. На Y-хромосоме находится псевдоген STS, имеет транскрипционно неактивный промотор, а также и с несколькими отсутствующими экзонами. По степени гомологии последовательностей можно предположить, что эти два гена разделились приблизительно 40 миллионов лет назад. Ген STS человека был клонирован, охарактеризован и сиквенирован. Структура гена показана на рис. 11. Ген состоит из 10 экзонов и имеет длину 146 тыс п.о., размеры интронов варьируются от 102 п. о. до 35 тыс. п. о.

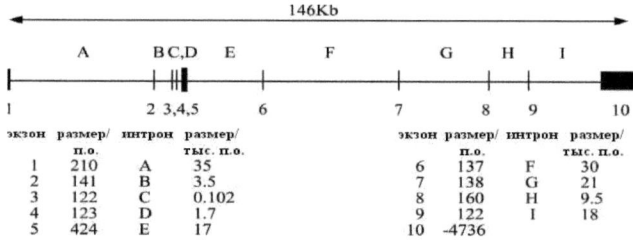

экзон	размер/ п.о.	интрон	размер/ тыс. п.о.		экзон	размер/ п.о.	интрон	размер/ тыс. п.о.
1	210	A	35		6	137	F	30
2	141	B	3.5		7	138	G	21
3	122	C	0.102		8	160	H	9.5
4	123	D	1.7		9	122	I	18
5	424	E	17		10	-4736		

Рис. 11. Экзон-интронная структура гена STS человека.

Инактивация гена STS приводит к Х-сцепленному ихтиозу (X-LI), одному из наиболее распространенных врожденных нарушений метаболизма.

4.3. БИОЛОГИЧЕСКАЯ РОЛЬ STS

РОЛЬ STS В ТКАНЯХ РЕПРОДУКТИВНОЙ СИСТЕМЫ ЖЕНЩИН

Активность STS была обнаружена в большинстве тканей репродуктивной системы

женщин. Она присутствует в тканях яичников у женщин до и после менопаузы, тем самым подтверждая, что в яичниках сульфонированные предшественники, такие как DHEAS, могут использоваться для синтеза андрогенов и эстрогенов.

Кроме того, что сульфонаты стероидов играют роль в развитии рака молочной железы, также, вероятно, они могут обеспечивать рост гормонозависимых опухолей в репродуктивной системе. Активность STS была детектирована в нормальной и гиперплазированной тканях эндометрия. Факты, показывающие, что активность STS присутствует в гормонозависимых тканях репродуктивной системы женщин, позволяют сделать предположение, что этот фермент может играть важную роль в регулировании синтеза эстрогенов в этих тканях.

5. РОЛЬ PTEN

5.1. СТРОЕНИЕ PTEN

PTEN (Phosphatase and Tensin Homolog) – это фермент, состоящий из тензин-подобного домена и каталитических доменов, имеющих двойную специфичность белка тирозин фосфатазы [74].

PTEN входит в семейство фосфатаз, PTP (Protein Tyrosine Phosphatases).

Ген *PTEN* закодирован в длинном плече 10 хромосомы и определен как ген – супрессор опухоли (Рис.12).

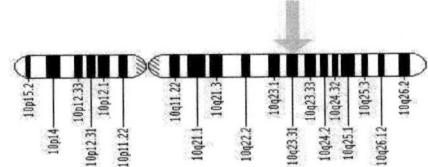

Рис.12. Локализация гена *PTEN* в 10-й хромосоме

Мутации гена *PTEN* наблюдаются в самых разнообразных видах рака, подтверждая тем самым, что ген *PTEN* играет важную роль в онкогенезе во многих тканях [65] [66] [68] [69] [74].

5.2. ПУТИ СИГНАЛИЗАЦИИ PTEN

PTEN выступает в качестве двойного специфичного белка фосфатазы, дефосфорилируя тирозин, - серин - и треонин-фосфорилированные белки. Этот белок также действует как липидная фосфатаза, удаляя фосфаты в D3 положении инозитольного кольца из фосфатидилинозитол-3,4,5-трифосфата, фосфатидилинозитол-3,4-дифосфата, фосфатидилинозитол-3-фосфата и инозитол 1,3,4,5-тетракисфосфата в следующем порядке: PtdIns(3,4,5)P3 > PtdIns(3,4)P2 > PtdIns3P > Ins(1,3,4,5)P4 [77]. Активность липидной фосфатазы имеет решающее значение для определения опухоль-супрессорной функции. Дефосфорилируя фосфоиноизитиды, этот фермент тем самым способствует прогрессии клеточного цикла и выживаемости клеток. В нефосфорилированной форме способствует в подавлении АКТ активации [75]. Он дефосфорилирует тирозин-фосфорилированные локальные киназы адгезии, препятствует миграции клеток, интегрин-опосредованному распространению клеток и локальной адгезии (рис. 13).

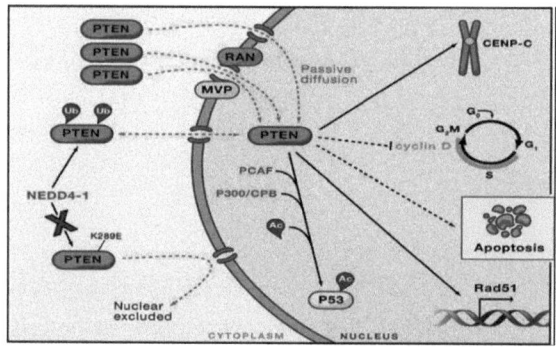

Рис.13.. Сигнальные пути с вовлечением белка *PTEN*. Модель *PTEN* [65]

Внеклеточный матрикс (ECM) связан с рецепторами интегрина внутриклеточной сигнализации, связанные с местным накоплением ряда молекул для построения цитоскелета и сигнальных молекул, в том числе местных киназ адгезии (FAK) и фосфотирозин-связывающего белка (Shc). Эти и многие другие белки образуют сигнальные каскады и цитоскелет белковых комплексов, которые заякоривают F-актин (т. е. нитчатый актин)-содержащие структуры цитоскелета. Рецепторы факторов роста могут связываться с высокомолекулярными комплексами, которые участвуют в формировании местной адгезии, миграции клеток, инвазии, и модуляции роста. *PTEN* непосредственно дефосфорилирует FAK тирозин фосфат и ингибирует миграцию клеток, инвазию и, частично, рост. Он также дефосфорилирует Shc, тирозин фосфат, действуя напрямую и ингибируя активность MAP (митоген-активированный белок) киназы сигнального каскада, начиная с Grb2 и Sos и заканчивая в ERK (внеклеточной сигнал-регулируемой киназы). Оба механизма действия: FAK-p130Cas (CAS) и Shc-ERK/MAPкиназы участвуют в *PTEN*-зависимом подавлении клеточной адгезии, миграции и инвазии, однако p130Cas не участвует в этом процессе. Кроме того, *PTEN* дефосфорилирует непосредственно сигнальные липиды PIP3 (фосфатидилинозитол 3,4,5-трифосфат) и ингибирует механизм выживания клеток, опосредованный через Akt / PKB (протеинкиназы B) или через процесс с вовлечением FAK и PI-3-K (фосфатидилинозитол-3-киназы). Таким образом, регуляция *PTEN*- опосредованных сигнальных путей FAK, Shc и PIP3 говорят об его участии в более сложной сети процессов передачи сигнала.

5.3. БИОЛОГИЧЕСКАЯ РОЛЬ PTEN

5.3.1.ФУНКЦИОНИРОВАНИЕ PTEN НА УРОВНЕ ОРГАНИЗМА

Ген *PTEN* необходим для дифференцировки на эндодерму, мезодерму, и эктодерму, при развитии эмбрионов и образовании плацент, что свидетельствует о том, что этот белок, может действовать в нормальных тканях для развития клеточных взаимодействий.

В качестве опухолевого супрессора PTEN участвует в следующих функциях: 1) помогает регулировать апоптоз и рост клеток через активность липидной фосфатазы, которая регулируется PIP3, активируя Akt/ PKB и процессы апоптоза; 2) участвует в регулировании клеточной адгезии, миграции, инвазии опухолевых клеток, организации цитоскелета и активации MAP киназы через деятельность тирозин фосфатазы, направленной на FAK и Shc.

5.3.2. РОЛЬ PTEN ПРИ ГИПЕРПЛАСТИЧЕСКИХ ИЗМЕНЕНИЯХ В РЕПРОДУКТИВНОЙ СИСТЕМЕ ЖЕНЩИН

Уровень экспрессии белка *PTEN* в железистом эпителии эндометрия при атипичной и простой гиперплазии ниже по сравнению с нормальным эндометрием [41]. При иммуногистохимическом анализе была определена корреляция между интенсивностью окрашивания железистого эпителия и степенью злокачественной трансформации [42].

Исследования PTEN проводятся на животных и культурах тканей [67] [70]. Takiko и соавт. в своей работе показали, что делеции в гене PTEN приводят к преобразованию миоцитов в адипоциты и формированию липолейомиомы [67]. Также особое внимание уделяется метилированию [66] и фосфорилированию [75] фермента *PTEN* для создания таргетной терапии рака.

ГЛАВА 2. МАТЕРИАЛЫ И МЕТОДЫ
КЛИНИЧЕСКИЙ МАТЕРИАЛ

Для определения уровня экспрессии генов стероидных рецепторов, эстрогеновой сульфотрансферазы, стероидной сульфатазы и PTEN использовали образцы ткани миомы матки 33 женщин, удаленные в ходе хирургического вмешательства: 10 пациенток с диагнозом миома тела матки, 10 – с пролиферирующей миомой тела матки, 8 – с миомой тела матки и гиперплазией эндометрия, 5 – с лейомиосаркома. В качестве контроля использовали образцы неизмененной ткани миометрия из удаленных участков матки одной и той же пациентки.

Операционный материал получали из МБЛПУ ГКБ №1 г. Новокузнецка. Верификацию диагноза, забор образцов и их патоморфологическую характеристику проводили под контролем врача гинекологического отделения С.В.Шрамко.

Табл.1. Клиническая характеристика больных миомой тела матки

Параметры	Проли Фериру ющая миома	Непроли Фериру ющая миома	Миома с гипер плазией эндометрия	Лейомио саркома
Возраст	39,4±11,4	39,3±6,3	52,1±11,9	53,2±13,8
Длительность заболев:	7,2±7,8	7,7±9,3	4,8±6,2	9,2±9,8
НМОЦ	73; 12; 01; 2(	53; 02; 01; 5(	53; 12; 21; 1(	33; 02; 11; 1(
Нарушение фу соседних органов	2(**)	3	2	1
Менархе	13,3±1,7	13,3±2,7	12,2±1,8	13,4±2,6
Продолжительность менструации	5,3±2,3	5,6±3,4	4,8±2,2	4,8±2,2
Продолжительность менструального цикла	34,7±61,3	24,7±3,7	24,7±3,7	27,2±4,2
Роды	1,0±3,0	1,4±1,4	1,2±1,2	1,8±0,8
Аборты	2,7±7,3	2,1±3,9	4,0±11,0	6,0±10,0
Выкидыши	0,1±0,1	0,1±0,1	0,22±1,78	0,4±0,6
Объем операции	32; 31; 40 (*	02; 71; 30	52; 41; 00	42; 11; 00

*xn: x – количество женщин, n – вид патологии: 3 – Гиперполименоррея; 2 – Меноррагия; 1 – Менопауза; 0 – нет нарушений.
**Количество женщин, имеющих нарушения со стороны соседних органов: учащенное мочеиспускание.
***Выполненный объем операции: 0 – консервативная тактика; 1 – гистерэктомия без придатков; 2 – гистерэктомия с придатками.

Забор материала осуществляли с согласия больных по стандартному протоколу этического комитета РФ. Сразу после хирургического вмешательства свежий образец ткани помещали в емкость с жидким азотом до процедуры выделения РНК.

МЕТОДЫ ИССЛЕДОВАНИЯ

Выделение и очистка нуклеиновых кислот

На первой стадии происходит суммарное выделение РНК. Выделение суммарной РНК из образцов и ДНКазную обработку проводили с использованием наборов Qiagen (Rneasy Lipid Tissue® Mini Kit и RNase-Free DNase Set соответственно, США) согласно рекомендациям производителя (рис.14).

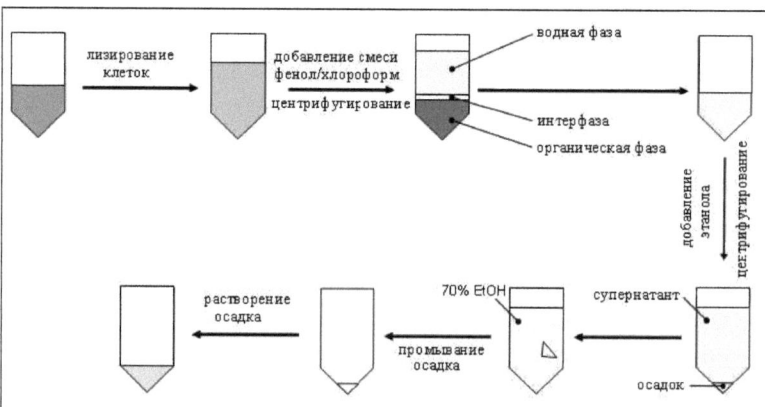

Рис. 14. Схематичный процесс выделения нуклеиновых кислот методом фенол-хлороформной экстракции [83].

Электрофорез нуклеиновых кислот в агарозном геле

Исследуемый препарат вносят в лунку, расположенную у края геля.

Находящиеся в буферном растворе макромолекулы обладают некоторым суммарным электрическим зарядом, и когда через гель пропускают электрический ток, они перемещаются в электрическом поле.

В качестве основного представителя применяется бромистый этидий и SYBR Green I.

1. Электрофорез РНК

Для оценки качества суммарную клеточную РНК анализировали электрофорезом в 1,5 % агарозном геле, содержащем 1 % SDS. В качестве буфера для геля использовали

31

1хТВЕ (0,05 М трис-HCl, 1 мМ ЭДТА, 0,05 М H_3BO_3). Электродным буфером служил 1хТВЕ. В пробы добавляли 1/10 объема 0,25 % бромфеноловый синий в 90 % глицерине. После электрофореза гель окрашивали бромистым этидием в 1хТВЕ и сканировали в УФ свете с помощью системы гель-документации Gel Doc XR (BioRad, США) (рис.15).

Определение концентрации РНК

Метод определения концентрации нуклеиновых кислот в растворе основан на существовании у РНК максимума поглощения при длине волны 260 нм. Это означает, что в растворах нуклеиновых кислот максимальная фотометрическая абсорбция наблюдается при 260 нм и прямо коррелирует с концентрацией РНК.

Значение концентрации РНК в исходном растворе (мкг/мкл) находят, умножая значение поглощения при длине волны 260 нм на К = 4 (К – молекулярный коэффициент экстинкции).

[РНК] = A260 · К

Определение чистоты препарата РНК

Для определения количества выделенной суммарной клеточной РНК измеряли оптическую плотность раствора (D) на спектрофотометре "Hitachi-557" при длинах волн 260, 230 и 280нм (D_{260}, D_{230} и D_{280} соответственно). О степени чистоты РНК белками судили по величине отношения D_{260}/D_{280}. Приемлемой степенью очистки считали $D_{260}/D_{280} = 1,6$–1,8. О количестве примесей полисахаридов судили по величине отношения D_{260}/D_{230}. Приемлемой степенью очистки считали $D_{260}/D_{230} = 1,8$.

При соответствующей степени очистки концентрацию РНК в образце рассчитывали, исходя из значения оптической плотности раствора, измеренной при 260нм. Оптическая плотность, равная 1, приблизительно соответствует 40 мкг РНК. Концентрацию РНК рассчитывали по формуле:

$$C(мкг/мл) = \frac{D_{260} \times 40 мкг/мл \times V_{кюветы}(мл)}{V_{РНК(мл)}}.$$

Обратная транскрипция

Анализ уровня экспрессии генов проводили методом ПЦР в режиме реального времени (ОТ-ПЦР) с использованием Maxima SYBR Green qPCR Master Mix («Fermentas») на амплификаторе IQ5 («Bio-Rad Laboratories», США). В качестве гена сравнения использовали «ген домашнего хозяйства» GAPDH.

В ПЦР использовали специфические праймеры к последовательностям генов ERα, ERβ, PR, SULT1E1, hSTS, PTEN (табл. 2).

Ген	Последовательность праймера (прямой и обратный)	
PTEN	Прямой	5'- CGAACTGGTGTAATGATATGT- 3'
	Обратный	5'- CATGAACTTGTCTTCCCGT- 3'
STS	Прямой	5'- CCTCCTACTGTTCTTTCTGTGGG-3'
	Обратный	5'- GGTCGATATTGGGAGTCCTGATA-3'
SULT1E1	Прямой	5'- AGAGGAGCTTGTGGACAGGA - 3'
	Обратный	5'- GGCGACAATTTCTGGTTCAT - 3'
PGR	Прямой	5'- TCATTCTATTCATTATGCCTTACCA - 3
	Обратный	5'- GACTTCGTAGCCCTTCCAAAG - 3'
ER b	Прямой	5'- GTCACAGCGACCCAGGAT - 3'
	Обратный	5'- CAAAAGAGTCTCCATCTTCATTC – 3'
Era	Прямой	5'- ATGATGAAAGGTGGGATACGA-3`
	Обратный	5'- CTGTTCTTCTTAGAGCGTTTGATC-3'

Табл.2. Последовательности праймеров для ПЦР

Каждую ПЦР, содержащую 1 мкл кДНК, проводили в объеме 25 мкл в следующих условиях: 95оС – 3 мин, 95оС – 15 с (40 циклов), 58оС – 20 с, 72оС – 20 с. Для контроля специфичности ПЦР использовали кривые плавления и гель-электрофорез. В каждом эксперименте на один планшет помещали образцы исследуемых кДНК с праймерами на целевые гены и ген сравнения (по 3 повтора). Параметры ПЦР рассчитывали по дозо-зависимым кривым: эффективность реакции – не менее 90%, коэффициент корреляции – не менее 0,98, наклон кривой (slope) – 3,4±0,4.

Статистическая обработка результатов

Результаты представлены в виде средней величины и стандартного отклонения ($M\pm SD$). Обработку данных вели с помощью программы "MedCalc". В качестве отклонения от среднего значения использовалась средняя статистическая ошибка, в качестве критерия достоверности был взят критерий Mann-Whitney.

ГЛАВА 3. РЕЗУЛЬТАТЫ И ОБСУЖДЕНИЕ

В работе было выполнено молекулярное фенотипирование опухолевых клеток, выделенных из 34 образцов миоматозных узлов (от 10 пациенток с диагнозом непролиферирующая миома матки, от 10 пациенток с диагнозом пролиферирующая миома матки, от 9 пациенток с диагнозом миома матки и сопутствующей гиперплазией эндометрия, от 5 пациенток с диагнозом миома матки с малигнизацией) у пациентов с диагнозом миома матки. Для этих образцов были определены относительный уровень мРНК генов ERα, ERβ, PGR, STS, SULT1E1, PTEN методом ОТ-ПЦР в режиме реального времени.

Относительное количество мРНК определяемых генов в образцах рассчитывалось из уравнения, полученного при построении калибровочной кривой. Каждый образец анализировался в двойном повторе, для последующего анализа рассчитывалось среднее арифметическое значение. Для нормализации образцов по концентрации использовался «нормировочный коэффициент», рассчитанный как среднее арифметическое значение относительного количества мРНК гена «домашнего хозяйства» β-actin.

На сегодняшний день тактика лечения миомы матки основывается на характеристике узла, определяющего объём вмешательства. Часто применяемыми методами являются: назначение агонистов ГнРГ, вылущивание миоматозного узла, эмболизация маточных артерий, гистерэктомия. Одной из актуальных задач гинекологии является органосохраняющее лечение больных миомой матки, что требует её ранней диагностики.

Одной из ведущих концепций в механизме развития миом матки рассматривается дисбаланс в системе стероидных рецепторов ERα /ERβ и PgR.

Активация ERα приводит к изменению регуляции клеточного цикла через взаимодействие с циклинами и их киназами и, как следствие этого, усилению пролиферации. Гиперэкспрессия *ERα* в нормальной ткани увеличивает риск возникновения гормонозависимой опухоли. Важная отличительная черта между ERα и ERβ состоит в регуляции клеточной пролиферации, где ERα наиболее часто проявляет пролиферативное действие, тогда как ERβ, напротив, антипролиферативное.

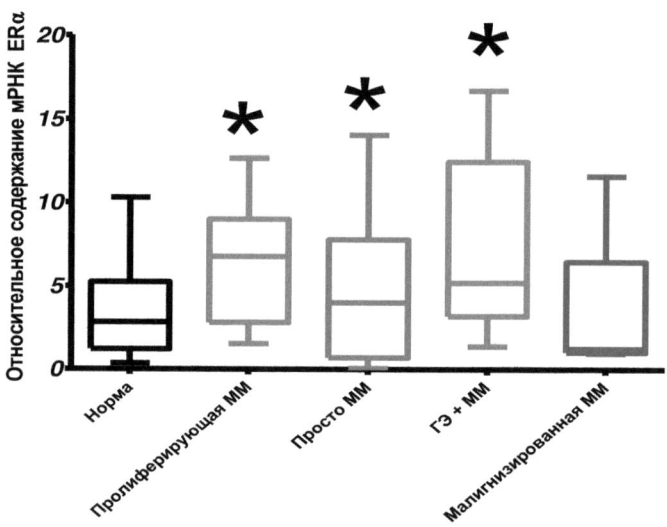

Рис.16. Уровень экспрессии ERα

Экспрессия ERβ выше по сравнению с ERα в образцах рака эндометрия с тяжелыми поражением миометрия, и увеличивается при прогрессировании процесса. В исследовании F.Takama и соавт. показано, что экспрессия ERβ выше по сравнению с ERα в образцах рака эндометрия с тяжелыми поражением миометрия, на основании чего был сделан вывод, что ERβ, играет важную роль в прогрессировании поражения миометрия. Таким образом, дисбаланс между экспрессией ERα и ERβ считается важным шагом в развитии эстроген-зависимых опухолей.

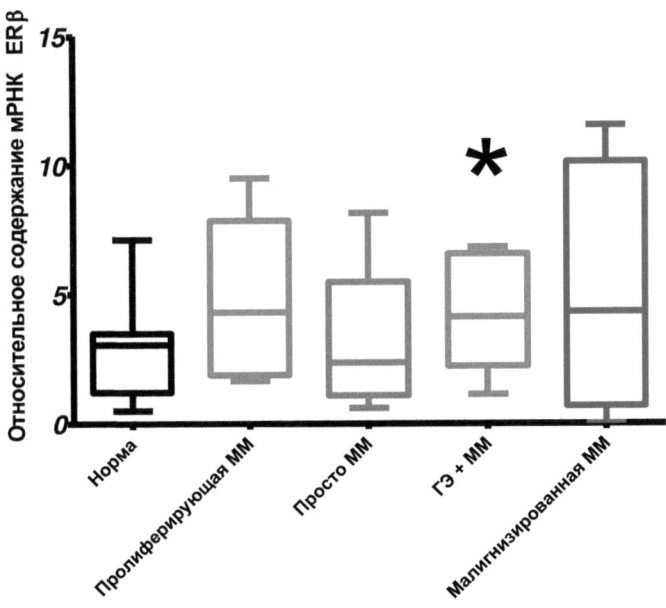

Рис.17. Уровень экспрессии ERβ

Наряду с эстрогенами важную роль в организме женщины играет прогестерон. Во время каждого овуляторного менструального цикла во время первой фазы на поверхности клеток миометрия накапливаются рецепторы к прогестерону и различным факторам роста (EGF , TGF бета, bFGF и др.). После овуляции под воздействием прогестерона, вырабатываемого желтым телом, происходит процесс гиперплазии и гипертрофии миометрия. Одна из физиологических ролей прогестерона в регуляции железистого эпителия эндометрия заключается в индукции клеточной дифференцировки и ингибировании эстроген-опосредованной клеточной пролиферации. Прогестерон оказывает как прямое воздействие на клетки миометрия, связываясь со своими специфическими рецепторами, так и опосредованное, за счет экспрессии различных факторов роста. Гиперплазия и гипертрофия миометрия происходит равномерно, это в частности реализуется за счет сбалансированной экспрессии двух типов рецепторов прогестерона (А и В). А-тип рецепторов является блокирующим, а В-тип эффекторным. Равномерное распределение этих рецепторов обеспечивает равномерное увеличение ткани миометрия.

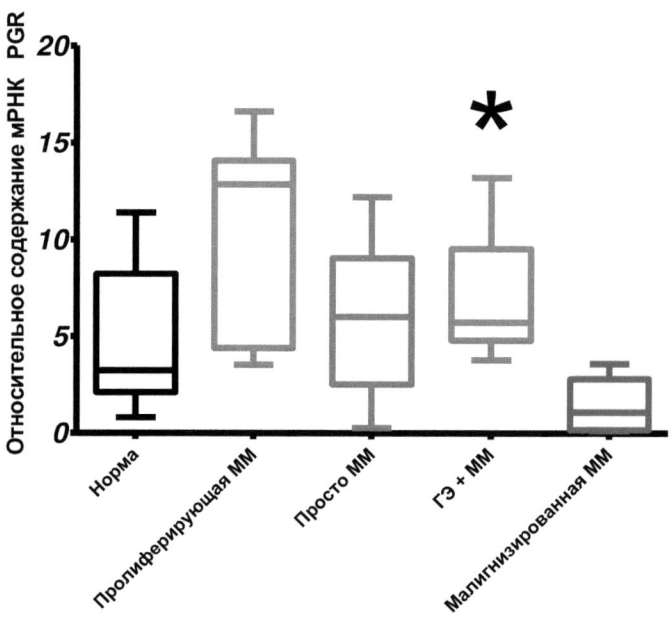

Рис.18. Уровень экспрессии PGR.

В ходе произведенного исследования был выявлен высокий уровень экспрессии стероидных рецепторов (ERα, ERβ, PgR) в образцах пролиферирующей миомы (Erα (р=0,010), Erβ (р=0,006), PgR (р=0,002)), просто миомы матки (Erα (р=0,037), Erβ (р=0,07), PgR (р=0,001)), образцах миомы матки с сопутствующей гиперплазией (в 1,5-2 раза) (Erα (р=0,029), Erβ (р=0,012), PgR (р=0,044)). В образцах миомы матки с

37

малигнизацией значительно снижен (в 2 раза) для Erα (p=0,06), PgR (p=0,02), но повышен для Erβ (p=0,07). Что очень интересно, был определен высокий уровень ERβ/ ERα для миомы матки с малигнизацией (рис.16, рис.17, рис.18).

Содержание прогестероновых и эстрогеновых рецепторов зависит от степени васкуляризации миоматозных узлов. В гиперваскулярных узлах отмечается значительное преобладание содержания рецепторов к прогестерону по сравнению с гиповаскулярными. Таким образом, миома с повышенной васкуляризацией находится под преимущественным влиянием прогестерона. Это позволяет сделать вывод, что опухолевый рост лейомиомы обусловлен повышенной прогестероновой стимуляцией, так как прогестерон, являясь половым гормоном, модулирует митотическую активность в миометрии и миоматозных узлах.

Популярным является определение соотношения активных и депонированных эстрогенов при гормонозависимых опухолях, возможное при детекции экспрессии генов STS и SULT1E1. Известно, что сульфонаты стероидов играют роль в развитии рака молочной железы, также, они могут обеспечивать рост гормонозависимых опухолей в репродуктивной системе.

В ходе нашего исследования экспрессия *hSTS* была снижена во всех образцах миоматозных узлов, экспрессия гена *hSULT1E1* повышена в образцах пролиферирующей и непролиферирующей миомы. В образцах миомы матки с сопутствующей гиперплазией и малигнизированной миомы *hSULT1E1* не экспрессировалась (рис.19, рис.20).

По данным литературы известно, что в ткани, где снижена экспрессия гена, будет снижена и активность соответствующего фермента. Это может привести к повышению концентрации эстрогенов и катехолэстрогенов, и, следовательно, увеличивать риск новообразований, что показано для рака молочной железы. Предполагается, что баланс между сульфонированием и десульфонированием в тканях может играть важную роль в регуляции уровней эстрогенов *in situ*. Сульфаты эстрогенов могут служить резервуаром для образования биологически активных эстрогенов посредством действия стероидной сульфатазы (STS).

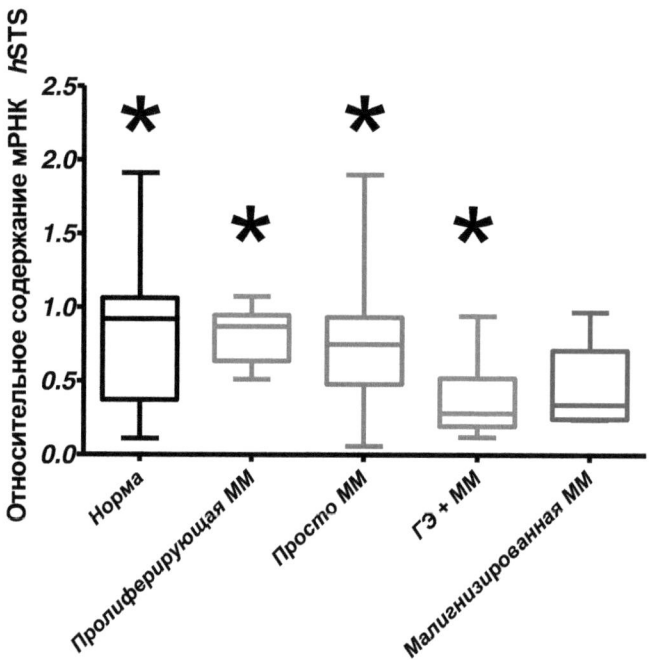

Рис.19. Уровень экспрессии *h*STS

В ходе исследования достоверных различий в экспрессии гена *STS* у больных просто миомой (p=0,3) и пролиферирующей миомой не выявлено (p=0,2). Показано достоверное снижение уровня мРНК гена *STS* у больных с диагнозом миома с гиперплазией эндометрия (p=0,01) и лейомиосаркома (p=0,03) (рис.19).

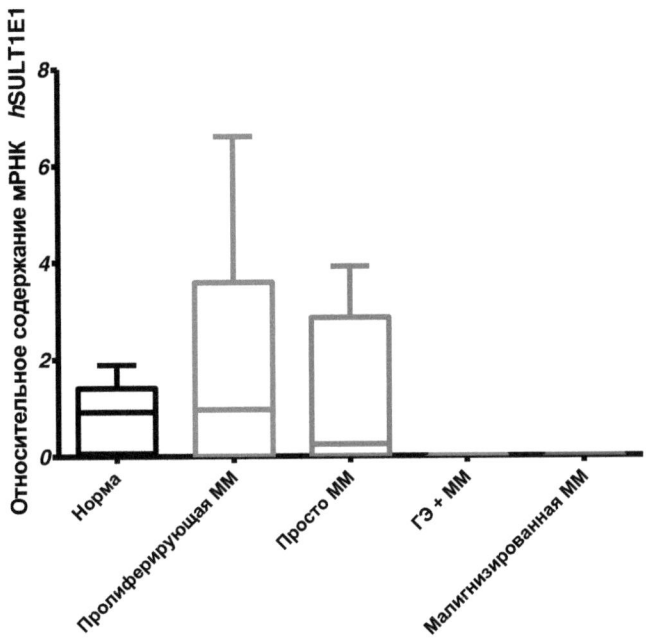

Рис.20. Уровень экспрессии *h*SULT1E1

В результате проведенного исследования уровень экспрессии гена *SULT1E1* был повышен в образцах пролиферирующей миомы матки (р=0,15) и снижен в образцах просто миомы (р=0,19). В образцах миомы матки с гиперплазией эндометрия и лейомиосаркомы ген *SULT1E1* не экспрессировался. (рис.20)

Анализируя полученные данные, можно сделать заключение, что в опухолевых тканях эндометрия регистрируется повышение экспрессии гена *STS*, тогда как экспрессия гена *SULT1E1* имеет тенденцию к снижению. Интересным является тот факт, что там, где экспрессия гена *STS* снижается, экспрессии эстрогеновой сульфатазы вообще не определяется. Эти результаты свидетельствуют о вовлечении ферментов сульфонирования/десульфонирования эстрогенов в механизм возникновения и поддержания гормонозависимых опухолей эндометрия человека.

Стероидная сульфатаза осуществляет реакцию гидролиза сульфатов эстрона, из которого могут быть синтезированы стероиды с эстрогенными свойствами (например, эстрадиол), стимулирующие рост опухоли. Таким образом, индукция *SULT1E1* и/или ингибирование *STS* могут иметь потенциальный лечебный эффект в терапии миомы матки.

Для ранней диагностики применяется фермент PTEN, зарекомендовавший себя как опухолевый супрессор. Из полученных данных видно, что экспрессия гена PTEN снижена в биоптатах миомы матки с сопутствующей гиперплазией эндометрия и малигнизацией, соответственно определяющих стадию предрака и рака тканей матки.

Из литературных данных известно, что *PTEN* (тирозиновая фосфатаза) является опухолевым супрессором за счет ингибирования PI3K-Akt пути. *PTEN* дефосфорилирует PIP3 до PIP2, являясь, таким образом, частью сигнального пути, который останавливает клеточное деление и индуцирует апоптоз. Это предотвращает бесконтрольный рост клеток и развитие онкологического процесса. Тогда нарушение его функционирования приводит к развитию широкого спектра опухолей человека, таких как опухоли простаты, эндометрия, яичников, рак молочной железы. В настоящее время экспрессия и регуляция *PTEN* в миометрии и лейомиомах до конца не известна. Известно, что уровень белка PTEN в железистом эпителии эндометрия при атипичной и простой гиперплазиях ниже по сравнению с нормальным эндометрием. Takiko и соавт. в своей работе показали, что делеции в гене *PTEN* приводят к трансформации миоцитов в адипоциты и формированию липолейомиомы.

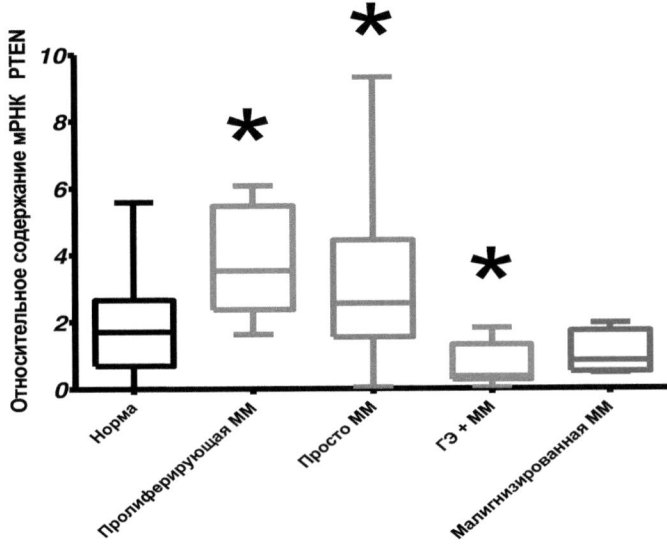

Рис.21. Уровень экспрессии PTEN

В ходе нашего исследования было выявлено достоверное увеличение экспрессии гена PTEN у больных с просто миомой матки (p=0,03) и пролиферирующей миомой (p=0,001), и наоборот достоверное снижение уровня мРНК гена PTEN у больных с диагнозом миома с гиперплазией эндометрия (p=0,02) и лейомиосаркома (p=0,1) (рис.21).

ЗАКЛЮЧЕНИЕ

На сегодняшний день проблема опухолей женской репродуктивной системы является одной из актуальных в клинической онкологии. Это связанно не только с неуклонным ростом заболеваемости среди зрелого женского населения, но и увеличением числа пациенток репродуктивного возрастного периода. Кроме того, отмеченный в популяции рост эндокринно-обменных нарушений, относительной гиперэстрогении, позволяет прогнозировать дальнейший рост числа гормонозависимых заболеваний со стороны женской репродуктивной системы. Предполагая, что баланс между сульфонированием и десульфатированием в тканях, может играть важную роль в регуляции уровней эстрогенов in situ, был определен уровень экспрессии генов *h*SULT1E1 и *h*STS и измерена ферментативная активность *h*STS в образцах опухолевых и нетрансформированных тканей. Полученные данные показали, что ферменты сульфонирования/ десульфонирования эстрогенов вовлечены в механизм возникновения и поддержания гормонозависимых опухолей эндометрия человека, так как в опухолевых тканях эндометрия регистрируется увеличение относительного уровня мРНК *h*STS и ферментативной активности, а экспрессия гена *h*SULT1E1 имеет тенденцию к снижению. Результаты проведенного исследования привлекающего внимания на сегодняшний день с точки зрения ранней диагностики фермента PTEN, зарекомендовавшего себя как опухолевый супрессор, свидетельствуют о его дезактивации при онкогенезе миометрия и повышенной активности в поддержании нормального клеточного цикла и выживаемости клеток.

Анализ полученных результатов показывает, что, характеристика опухолей по экспрессии генов ERα, ERβ, PR, *h*SULT1E1, *h*STS, PTEN может быть стратегией и одним из этапов разработки дифференциального лечения опухолей матки.

ВЫВОДЫ

1. Уровень экспрессии генов стероидных рецепторов (*ERα, ERβ, PgR*) достоверно увеличен в образцах пролиферирующей миомы, просто миомы матки, образцах миомы матки с сопутствующей гиперплазией (в 1,5-2 раза). В образцах миомы матки с малигнизацией этот показатель значительно снижен (в 2 раза) для *ERα, PgR*, но повышен (в 1,4 раза) для *ERβ*.

2. Экспрессия *hSTS* снижена в образцах миоматозных узлов с гиперплазией эндометрия (в 2,7 раз), миомы с малигнизацией (в 3,2 раза), в образцах пролиферирующей (в 1,06 раз) и просто миомы (в 1,2 раза). Экспрессия гена *hSULT1E1* повышена в образцах пролиферирующей (в 1,05 раз) и снижена в образцах просто миомы матки (в 3,6 раз). В образцах миомы матки с

сопутствующей гиперплазией и малигнизированной миомы *hSULT1E1* не экспрессируется.

3. Экспрессия гена *PTEN* максимальна в образцах пролиферирующей миомы (в 2,2 раза выше нормы). Снижение экспрессии наблюдается в биоптатах миомы матки с сопутствующей гиперплазией и малигнизацией (в 2 раза), что подтверждает наличие у фермента *PTEN* противоонкогенной функции.

4. Характеристика опухолей по экспрессии генов *ERα, ERβ, PR, SULT1E1, hSTS, PTEN* может быть стратегией и одним из этапов разработки дифференциального лечения опухолей матки.

Список литературы

1. Сидорова И.С., Капустина И.Н., Рыжова О.В. Дооперационное прогнозирование пролиферативной активности доброкачественных гладкомышечных опухолей матки// Акуш. и гин. 2004, №5,с.25-29.

2. Савицкий Г.А., Савицкий А.Г. Миома матки: проблемы патогенеза и патогенетической терапии. СПб.-2000.

3. Fujii.S., Nakashima N., okamura H., Takenava A. et all. Progesterone-indused smooth-musclelike cell in the subperitoneal nodules prodused by estrogen// Amer.i.Obstet.Gynecol.,1981, №3, P.164-172.

4. Дивакова Т.С. Суточный профиль гормонов эндокринной системы у больных при сочетании миомы матки и эндометриоза гениталий.// Здравоохранение.2000,№2,С.11-14.

5. Кузнецов, Баринов, Кушлинский, 1999

6. Giangrande P.H., McDonnell D.P. The A and B isoforms of the human progesterone receptor: two functionally different transcription factors encoded by a single gene. Rec Prog Hormone Res 1999;54:291—314.

7. Tzukerman M.T., Esty A., Santiso-Mere D. et al. Human estrogen receptor transactivational capacity is determined by both cellular and promoter context and mediated by two functionally distinct intramolecular regions. Mol Endocrinol 1994;8:21—30.

8. Nilsson S., Makela S., Treuter E. et al. Mechanisms of estrogen action. Physiol Rev 2001;81:1535—1565.

9. Kuiper G.G.J.M., Carlsson B., Grandien K. et al. Comparison of the ligand binding specificity and transcript tissue distribution of estrogen receptors α and β. Endocrinology 1997;138:863—870.

10. Gruber C.J., Tschugguel W., Schneeberger C. et al. Production and actions of estrogens. N Engl J Med 2002;346:340—352.

11. Gustafsson J.-A. ERβ scientific visions translate to clinical uses. Climacteric 2006;9:156—160.

12. O'Malley B.W., Tsai S.Y., Bagchi M. et al. Molecular mechanism of action of a steroid hormone receptor. Rec Prog Hormone Res 1991;47:1—26.

13. Bagchi M.K., Tsai S.Y., Tsai M.J. et al. Identification of a functional intermediate in receptor activation in progesterone-dependent cell-free transcription. Nature 1990;345:547—550.

14. Allan G.F., Tsai S.Y., Tsai M.-J. et al. Ligand-dependent conformational changes in the progesterone receptor are necessary for events that follow DNA binding. Proc Natl Acad Sci USA 1992;89:11750—11754.

15. Brzozowski A.M., Pike A.C., Dauter Z. et al. Molecular basis of agonism and antagonism in the oestrogen receptor. Nature 1997;389:753—758.

16. Williams S.P., Sigler F.B. Atomic structure of progesterone complexed with its receptor. Nature 1998;393:392—396.

17. Bagchi M.K., Elliston J.F., Tsai S.Y. et al. Steroid hormonedependent interaction of human progesterone receptor with its target enhancer element. Mol Endocrinol 1988;2:1221—1229.

18. Horwitz K.B., Jackson T.A., Bain D.L. et al. Nuclear receptor coactivators and corepressors. Mol Endocrinol 1996;10:1167—1177.

19. Kato S., Endoh H., Masuhiro Y. et al. Activation of the estrogen receptor through phosphorylation by mitogen-activated protein kinase. Science 1995;270:1491—1494.

20. O'Lone R, Frith MC, Karlsson EK, Hansen U 2004 Genomic targets of nuclear estrogen receptors. Mol Endocrinol 18:1859–1875, 2004.

21. Kushner P.J., Agard D.A., Greene G.L. et al. Estrogen receptor pathways to AP-1. J Steroid Biochem Mol Biol 2000;74:311—317.

22. Porter W., Saville B., Hoivik D. et al. Functional synergy between the transcription factor Sp1 and the estrogen receptor. Mol Endocrinol 1997;11:1569—1580.

23. Bjornstrom L., Sjoberg M. Mechanisms of Estrogen Receptor Signaling: Convergence of Genomic and Nongenomic Actions on Target Genes. Mol Endocrinol 2005;19:833—842.

24. Li L., Haynes M.P., Bender J.R. Plasma membrane localization and function of the estrogen receptor a variant (ER46) in human endothelial cells. Proc Natl Acad Sci USA 2000;97:5930—5935.

25. Acconcia F., Ascenzi P., Fabozzi G. et al. S-palmitoylation modulates human estrogen receptor-α functions. Biochem Biophys Res Comm 2004;316:878—883.

26. Razandi M., Oh P., Pedram A. et al. ERs associate with and regulate the production of caveolin: implications for signaling and cellular actions. Mol Endocrinol 2002;16:100—115.

27. Lange C.A. Making sense of cross-talk between steroid hormone receptors and intracellular signaling pathways: who will have the last word? Mol Endocrinol 2004;8:269—278.

28. Takama F, Kanuma T, Wang D, Kagami I , Mizunuma H:Oestrogen receptor beta expression and depth of myometrial invasion in human endometrial cancer. Br J Cancer 84: 545- 549, 2001

29. Mani S. Review Progestin receptor subtypes in the brain: the known and the unknown.// Endocrinology. 2008 Jun; 149(6):2750-6.

30. Leonhardt S.A., Boonyaratanakornkit V., Edwards D.P. Progesterone receptor transcription and non-transcription signaling mechanisms.// Steroids. 2003 Nov;68(10-13):761-70.

31. Shaila K. Mani and Mario G. Oyola. Progesterone Signaling Mechanisms in Brain and Behavior// Front Endocrinol (Lausanne). 2012; 3: 7.

32. Boonyaratanakornkit V., Bi Y., Rudd M., Edwards D.P. The role and mechanism of progesterone receptor activation of extra-nuclear signaling pathways in regulating gene transcription and cell cycle progression.// Steroids. 2008 Oct;73(9-10):922-8.

33. Arnett-Mansfield RL, DeFazio A, Wain GV et al. Relative expression of progesterone receptors A and B in endometrioid cancers of the endometrium. Cancer Res 2001; 61: 4576–82.

34. Rein M.S., Nowak R.A. Biology of uterine myomas and myometrrium in vitro: eminars in reproductive endocrinology//Now.-1992.-Vol.10,N4.-P.310-317.

35. Akahira J, Suzuki T, Ito K et al. Differential expression of progesterone receptor isoforms A and B in the normal ovary, and in benign, borderline, and malignant ovarian tumors. Jpn J Cancer Res 2002; 93: 807–15

36. Akahira J, Inoue T, Suzuki T et al. Progesterone receptor isoforms A and B in human epithelial ovarian carcinoma: immunohistochemical and RT-PCR studies. Br J Cancer 2000

37. Arnett-Mansfield RL, DeFazio A, Wain GV et al. Relative expression of progesterone receptors A and B in endometrioid cancers of the endometrium. Cancer Res 2001; 61: 4576–82.

38. Chapman E., Best M. D., Hanson S. R., Wong C. Sulfotransferases: structure, mechanism, biological activity, inhibition, and synthetic utility // Angew. Chem. Int. Ed. Engl. – 2004. – Vol. 43. – P. 3526–3548.

39. Suzuki T., Miki Y., Nakata T., Shiotsu Y., Akinaga S., Inoue K., Ishida T., Kimura M., Moriya T., Sasano H. Steroid sulfatase and estrogen sulfotransferase in normal human tissue and breast carcinoma // J. Steroid Biochem. Mol. Biol. – 2003. – Vol. 86. – P. 449–454.

40. Strott C. A. Steroid sulfotransferases // Endocr. Rev. – 1996. – Vol. 17. – P. 670–697.

41. Kimura F, Watanabe J, Hata H, Fujisawa T, Kamata Y, Nishimura Y, *et al.* PTEN immunohistochemical expression is suppressed in G$_1$ endometroid adenocarcinoma of the uterine corpus. J Can Res Clin Oncol 2004;130:161-8

42. Rao AC, Arya G, Padma PJ. Immunohistochemical phospho tensin tumor suppressor gene staining patterns in endometrial hyperplasias: A 2-year study. Indian J Pathol Microbiol 2011;54:264-8

43. Nardi A, Pomari E, Zambon D, Belvedere P, Colombo L, Dalla Valle L. Transcriptional control of human steroid sulfatase.// J Steroid Biochem Mol Biol. 2009 May;115(1-2):68-74. Dalla Valle L, Toffolo V, Nardi A, Fiore C, Armanini D , Belvedere P , Colombo L. The expression of the human steroid sulfatase-encoding gene is driven by alternative first exons.// J Steroid Biochem Mol Biol. 2007 Oct;107(1-2):22-9.

44. Purohit A, Woo LW, Potter BV. Steroid sulfatase: a pivotal player in estrogen synthesis and metabolism.// Mol Cell Endocrinol. 2011 Jul 4;340(2):154-60. doi: 10.1016/j.mce.2011.06.012. Epub 2011 Jun 30.

45. Stergiakouli E, Langley K, Williams H, Walters J, Williams NM, Suren S, Giegling I, Wilkinson LS, Owen MJ, O'Donovan MC, Rujescu D, Thapar A, Davies W. Steroid sulfatase is a potential modifier of cognition in attention deficit hyperactivity disorder.// Genes Brain Behav. 2011 Apr;10(3):334-44. doi: 10.1111/j.1601-183X.2010.00672.x. Epub 2011 Jan 24.

46. Smuc T, Pucelj MR, Sinkovec J, Husen B, Thole H, Lanisnik Rizner T. Expression analysis of the genes involved in estradiol and progesterone action in human ovarian endometriosis.// Gynecol Endocrinol. 2007 Feb;23(2):105-11.

47. Fournier MA, Poirier D. Estrogen formation in endometrial and cervix cancer cell lines: involvement of aromatase, steroid sulfatase and 17beta-hydroxysteroid dehydrogenases (types 1, 5, 7 and 12).// Mol Cell Endocrinol. 2009 Mar 25;301(1-2):142-5.

48. Simon Trent, Alison Dennehy, Heather Richardson, Obah A. Ojarikre, Paul S. Burgoyne, Trevor Humby, and William Davies. Steroid sulfatase-deficient mice exhibit endophenotypes relevant to Attention Deficit Hyperactivity Disorder.// Psychoneuroendocrinology. 2012 February; 37(2): 221–229.

49. Stengel C, Newman SP, Day JM, Tutill HJ, Reed MJ, Purohit A. Effects of mutations and glycosylations on STS activity: a site-directed mutagenesis study.// Mol Cell Endocrinol. 2008 Feb 13;283(1-2):76-82. doi: 10.1016/j.mce.2007.11.012. Epub 2007 Nov 22.

50. William Davies, Trevor Humby, Wendy Kong, Tamara Otter, Paul S. Burgoyne, and Lawrence S. Wilkinson. Converging Pharmacological and Genetic Evidence Indicates a Role for Steroid Sulfatase in Attention.// Biol Psychiatry. 2009 August 15; 66(4): 360–367.

51. Brookes KJ, Hawi Z, Kirley A, Barry E, Gill M, Kent L. Association of the steroid sulfatase (STS) gene with attention deficit hyperactivity disorder.// Am J Med Genet B Neuropsychiatr Genet. 2008 Dec 5;147B(8):1531-5.

52. Suzuki T, Miki Y, Nakamura Y, Ito K, Sasano H. Steroid sulfatase and estrogen sulfotransferase in human carcinomas.// Mol Cell Endocrinol. 2011 Jul 4;340(2):148-53.

53. Suzuki T, Miki Y, Fukuda T, Nakata T, Moriya T, Sasano H. Analysis for localization of steroid sulfatase in human tissues.// Methods Enzymol. 2005;400:303-16.

54. Amar D, Berger I, Amara N, Tafa G, Meijler MM, Aharoni A. The transition of human estrogen sulfotransferase from generalist to specialist using directed enzyme evolution.// J Mol Biol. 2012 Feb 10;416(1):21-32.

55. Falany CN, He D, Li L, Falany JL, Wilborn TW, Kocarek TA, Runge-Morris M. Regulation of hepatic sulfotransferase (SULT) 1E1 expression and effects on estrogenic activity in cystic fibrosis (CF).// J Steroid Biochem Mol Biol. 2009 Mar;114(1-2):113-9.

56. Ashton KA, Proietto A, Otton G, Symonds I, McEvoy M, Attia J, Gilbert M, Hamann U, Scott RJ. Polymorphisms in genes of the steroid hormone biosynthesis and metabolism pathways and endometrial cancer risk.// Cancer Epidemiol. 2010 Jun;34(3):328-37.

57. Li L, Falany CN. Elevated hepatic SULT1E1 activity in mouse models of cystic fibrosis alters the regulation of estrogen responsive proteins.// J Cyst Fibros. 2007 Jan;6(1):23-30.

58. Xu Y, Liu X, Guo F, Ning Y, Zhi X, Wang X, Chen S, Yin L, Li X. Effect of estrogen sulfation by SULT1E1 and PAPSS on the development of estrogen-dependent cancers.// Cancer Sci. 2012 Jun;103(6):1000-9.

59. Meihao Sun and Thomas S. Leyh. The Human Estrogen Sulfotransferase – a Half-Site Reactive Enzyme.// Biochemistry. 2010 June 15; 49(23): 4779–4

60. Jiaqi Fu, Hailin Fang, Michelle Paulsen, Mats Ljungman, Thomas A. Kocarek, and Melissa Runge-Morris. Regulation of Estrogen Sulfotransferase Expression by Confluence of MCF10A Breast Epithelial Cells: Role of the Aryl Hydrocarbon Receptor.// THE JOURNAL OF PHARMACOLOGY AND EXPERIMENTAL THERAPEUTICS, August 8, 2011 Vol. 339, No. 2, p.597-606.

61. Haibiao Gong, Michael J. Jarzynka, Timothy J. Cole, et al. Receptor -Mediated activation of Estrogen Sulfotransferase glucocorticoids Antagonize Estrogens by glucocorticoid.// Cancer Res 2008;68:7386-7393. Published online September 14, 2008.

62. Timothy R. Rebbeck , Andrea B. Troxel , Yiting Wang , Amy H. Walker , Saarene Panossian , Stephen Gallagher , Ekaterina G. Shatalova , Rebecca Blanchard ,Greta Bunin , Angela DeMichele , Stephen C. Rubin , Mona Baumgarten ,Michelle Berlin, Rita Schinnar , Jesse A. Berlin , Brian L. Strom. Estrogen Sulfation Genes, Hormone Replacement Therapy, and Endometrial Cancer Risk.// Journal of the National Cancer Institute, Vol. 98, No. 18, September 20, 2006.

63. Hiroshi Hirata, Yuji Hinoda, Naoko Okayama, Yutaka Suehiro, Ken Kawamoto, Nobuyuki Kikuno, Joseph T Rabban, Lee May Chen, Rajvir Dahiya. CYP1A1, SULT1A1, and SULT1E1 Polymorphisms Are Risk Factors for Endometrial Cancer Susceptibility.// CANCER May 1, 2008 / Volume 112 / Number 9, p.1964-1973.

64. Alberto Ferlin, Francesco Ganz, Manuel Pengo, Riccardo Selice, Anna Chiara Frigo1 and Carlo Foresta. Association of testicular germ cell tumor with polymorphisms in estrogen receptor and steroid metabolism genes.// Endocrine-Related Cancer (2010) 17 17–25

65.Leonardo Salmena,1 Arkaitz Carracedo,1 and Pier Paolo Pandolfi. Tenets of PTEN Tumor Suppression.// Cell 133, May 2, 2008, p. 403-414.

66.Peng Zhang, Jin-hua Chen, Xiu-li Guo. New insights into PTEN regulation mechanisms and its potential function in targeted therapies.// Biomedicine & Pharmacotherapy 66 (2012) 485–490

67.Takiko Daikoku, Lindsey Jackson, Valérie Besnard, Jeffrey Whitsett, Lora Hedrick Ellenson, and Sudhansu K. Dey. Cell-specific conditional deletion of Pten in the uterus results in differential phenotypes.// Gynecol Oncol. 2011 August ; 122(2): 424–429.

68.C Nishioka, T Ikezoe, J Yang, K Udaka and A Yokoyama. Imatinib causes epigenetic alterations of PTEN gene via upregulation of DNA methyltransferases and polycomb group proteins.// Blood Cancer Journal (2011) 1, e48.

69.Robert J. Kurman, M.D and Ie-Ming Shih, M.D., Ph.D. Molecular Pathogenesis and Extraovarian Origin of Epithelial Ovarian Cancer. Shifting the Paradigm.// Hum Pathol. 2011 July ; 42(7): 918–931.

70.Jeong YJ, Noh EM, Lee YR, Yu HN, Jang KY, Lee SJ, Kim J, Kim JS. 17beta-estradiol induces up-regulation of PTEN and PPARgamma in leiomyoma cells, but not in normal cells.// Int J Oncol. 2010 Apr;36(4):921-7.

71.B. Gellersen, M.S. Fernandes, and J.J. Brosens. Non-genomic progesterone actions in female reproduction.// Human Reproduction Update, Vol.15, No.1 pp. 119–138, 2009

72.I. Mylonas, U. Jeschke, N. Shabani, C. Kuhn, S. Kriegel, M. S. Kupka and K. Friese. Normal and Malignant Human Endometrium Express Immunohistochemically Estrogen Receptor Alpha (ER-·), Estrogen Receptor Beta (ER-,) and Progesterone Receptor (PR).// ANTICANCER RESEARCH 25: 1679-1686 (2005)

73.Paul R Brezina, Nikos F Vlahos, Tsung-Hsuan Lai, Jairo E Garcia, Edward E Wallach, and Yulian Zhao. The impact of luteal phase support on endometrial estrogen and progesterone receptor expression: a randomized control trial.// Reprod Biol Endocrinol. 2012; 10: 16.

74.C. Ghita, I. D. Vilcea, M. Dumitrescu, Alina Maria Vilcea, C. S. Mirea, Mariana Aschie, Florina Vasilescu. The prognostic value of the immunohistochemical aspects of tumor suppressor genes p53, bcl-2, PTEN and nuclear proliferative antigen Ki-67 in resected colorectal carcinoma.// Rom J Morphol Embryol 2012, 53(3):549–556.

51

75. K´alm´an A. Kov´acs a,* , Ferenc Lengyel b, Zsuzsanna V´ertes b, J´ozsef L. K¨ornyei b, P´eter M. G¨ocze a, Balazs Sumegi c, Istv´an Szab´o a, Marietta V´ertes. Phosphorylation of PTEN (phosphatase and tensin homologue deleted on chromosome ten) protein is enhanced in human fibromyomatous uteri.// Journal of Steroid Biochemistry & Molecular Biology 103 (2007) 196–199

76. A. N. Schüring, J. Braun, S. Wüllner, L. Kiesel, and M. Götte. mRNA-Expression of ERα, ERβ, and PR in Clonal Stem Cell Cultures Obtained from Human Endometrial Biopsies.// ScientificWorldJournal. 2011; 11: 1762–1769.

77. Ulf Smith, M.D., Ph.D. *PTEN* — Linking Metabolism, Cell Growth, and Cancer.// N Engl J Med 2012; 367:1061-1063.

78. X.-H. ZHOU, X.-D. TENGy, W.-Y. SONG & Y.-J. WU. Expression of receptor-binding cancer antigen expressed on SiSo cells and estrogen receptor subtypes in the normal, hyperplastic, and carcinomatous endometrium.// Int J Gynecol Cancer 2008, 18, 152–158.

79. S. Colette, S. Defre`re, J.C. Lousse, A. Van Langendonckt, J.P. Gotteland, E. Loumaye, and J. Donnez. Inhibition of steroid sulfatase decreases endometriosis in an in vivo murine model.// Human Reproduction, Vol.26, No.6 pp. 1362–1370, 2011.

80. H. Dassen, C. Punyadeera, R. Kamps, B. Delvoux, A. Van Langendonckt, J. Donnez, B. Husen, H. Thole, G. Dunselman and P. Groothuis. Estrogen metabolizing enzymes in endometrium and endometriosis.// Human Reproduction Vol.22, No.12 pp. 3148–3158, 2007.

81. Ohsaki M., Matsumoto T., Sakura N., Ueda K. Enzymatic diagnosis of steroid sulfatase deficiency by high performance liquid chromatography // Clin. Chim. Acta. – 1993. Vol. 215. – P. 165–171

82. Utsunomiya H., Ito K., Suzuki T., Kitamura T. Steroid sulfatase and estrogen sulfotransferase in human endometrial carcinoma // Clin. Cancer. Res. – 2004. Vol. 17. – P. 5850-5856.

83. А.Т. Епринцев, В.Н. Попов, Д.Н. Федорин идентификация и исследование экспрессии генов, 2008.

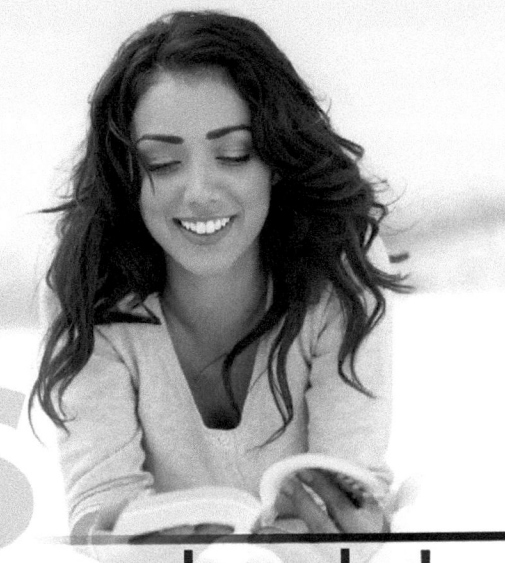 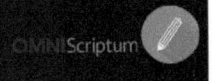

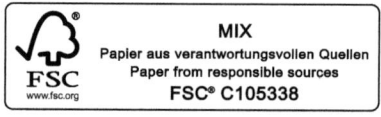